# 冠心病中医治疗与调养

冯素芳　王强虎　编著

中国科学技术出版社
·北京·

**图书在版编目（CIP）数据**

冠心病中医治疗与调养/冯素芳，王强虎编著.--北京：中国科学技术
出版社，2021.7

ISBN 987-7-5046-8554-4

Ⅰ.①冠… Ⅱ.①冯… ②王… Ⅲ.①冠心病—中医治 疗法 Ⅳ.①R259.414

中国版本图书馆 CIP 数据核字（2020）第 143070 号

| | |
|---|---|
| 策划编辑 | 崔晓荣 |
| 责任编辑 | 张晶晶 |
| 装帧设计 | 北京胜杰文化发展有限公司 |
| 责任校对 | 邓雪梅 |
| 责任印制 | 马宇晨 |

| | | |
|---|---|---|
| 出 | 版 | 中国科学技术出版社 |
| 发 | 行 | 中国科学技术出版社有限公司发行部 |
| 地 | 址 | 北京市海淀区中关村南大街 16 号 |
| 邮 | 编 | 100081 |
| 发行电话 | | 010-62173865 |
| 传 | 真 | 010-62179148 |
| 网 | 址 | http://www.cspbooks.com.cn |

| | | |
|---|---|---|
| 开 | 本 | 720 mm×1000 mm 1/16 |
| 字 | 数 | 173 千字 |
| 印 | 张 | 13.5 |
| 版 | 次 | 2021 年 7 月第 1 版 |
| 印 | 次 | 2021 年 7 月第 1 次印刷 |
| 印 | 刷 | 河北鑫兆源印刷有限公司 |
| 书 | 号 | ISBN 978-7-5046-8554-4/R·2585 |
| 定 | 价 | 35.00 元 |

# 内容提要

　　全书分五部分，分别从认识冠心病、冠心病的中医药治疗、冠心病中医外治疗法、冠心病的饮食调理和冠心病日常生活护理方面，向读者系统介绍有关冠心病的中医诊治和生活调养知识。全书以简明、实用为特色，内容详细具体，切合临床实用，不仅适用于各级内科医师案头参考，而且对患者及其家属在中医师指导下进行据病索方、依方用药也大有裨益。需要特别强调的是，冠心病在病情稳定或恢复期，可以此作为辅助治疗和康复的重要手段；但在病情严重或不稳定时，必须在医师指导下综合治疗。

# 前　言

　　冠心病是一种常见心脏病。由于冠状动脉收窄或硬化，导致供应心脏的血流减少，心肌缺血、缺氧，进而诱发心绞痛或心肌梗死。冠心病的可怕之处在于该病通常是在不可预知的情况下发生的，而且还会反复发作。以往，人们普遍认为冠心病是50岁以上的人才会患的一种"老年病"；但近年来，种种资料显示，该病已经不再是老年人的专利，而是越来越年轻化，最年轻的患者发病时仅为26岁。

　　根据世界卫生组织公布的数据，在世界上有统计的国家中，冠心病居于疾病死亡原因的第1位。随着社会的进步、生活水平的提高、生活习惯的改变、社会的老龄化，冠心病的发病率还在急剧上升。

　　西医学在冠心病的发病机制、诊断治疗、流行病学和预防医学研究方面均取得了显著的成就，但仍有一定的不足之处。中医将其特有的整体观、辨证论治和处方用药、中医的特色外治疗法、饮食调理、生活护理等结合用于治疗心脏疾病，已取得了令人瞩目的成绩。而且，随着传统方药的开发和大批新药的成功研制，更加显示出了中医在冠心病治疗方面独特的临床效果。

　　有感于此，笔者立足于心血管专科，以西医诊断为基础，全面整理和总结了中医治疗冠心病的方法、常用的药物、中医外治的手法、饮食调理等。常言道：凡病"三分治，七分养""急则治标，缓则治本"，对于冠心病的治疗也不例外，在注重治疗的同时，调理和养护更是重中之重。因此，本书还系统介绍了冠心病的日常养护。在此需要特别强调的是，中医治病重点在于辨证，本书所涉及的方剂、药物、治法、食疗药膳、药汤、药酒、药茶必须在专业医师的指导下应用。在具体应用时，还需根据患者的实际病情与年龄进行适当调整。

编　者

# 目　录

## 一　什么是冠心病

**心脏和冠状动脉** ·················································· **001**

心脏 ················································································ 001

冠状动脉 ······································································· 001

**什么是冠心病** ·················································· **002**

常见类型 ······································································· 002

发病情况 ······································································· 003

预后情况 ······································································· 004

危险因子 ······································································· 005

症状表现 ······································································· 007

相关检查 ······································································· 012

预防和养护 ··································································· 014

**冠心病的西医治疗原则** ·································· **018**

心绞痛 ············································································ 018

心肌梗死 ……………………………………………………… 019

## 二 冠心病的中医药治疗

### 冠心病的中医学认识 …………………………………… 021

中医古籍对冠心病的论述 ……………………………… 021

冠心病的中医病因病机 ………………………………… 022

### 冠心病的中医辨证治疗 ………………………………… 024

实证的中医药治疗 ……………………………………… 024

虚证的中医药治疗 ……………………………………… 025

### 冠心病治疗常用中草药 ………………………………… 027

扩张冠状动脉药 ………………………………………… 027

常用抗心律失常药 ……………………………………… 035

冠心病强心药 …………………………………………… 042

冠心病扩张血管类中药 ………………………………… 049

冠心病扩张冠状动脉类中药 …………………………… 050

### 冠心病治疗常用中成药 ………………………………… 053

正确服用和保存 ………………………………………… 053

实证冠心病常用中成药 ………………………………… 056

虚证冠心病常用中成药 ………………………………… 063

# 三 冠心病中医外治疗法

## 冠心病的针推疗法 · · · · · · · · · · · · · · · · · · · · · · · · · 067

冠心病针推疗法的治病机制 · · · · · · · · · · · · 067

冠心病针推疗法治疗处方 · · · · · · · · · · · · · 070

冠心病针推疗法治疗常用穴位 · · · · · · · · · · 075

## 冠心病的针灸治疗 · · · · · · · · · · · · · · · · · · · · · · · · · 091

冠心病的毫针疗法 · · · · · · · · · · · · · · · · · · 091

冠心病毫针疗法的基本概述 · · · · · · · · · · · · 091

冠心病毫针的治疗方法 · · · · · · · · · · · · · · · 098

冠心病毫针治疗注意事项 · · · · · · · · · · · · · 100

## 冠心病的梅花针疗法 · · · · · · · · · · · · · · · · · · · · · · · 101

梅花针疗法的基本概述 · · · · · · · · · · · · · · · 102

冠心病梅花针的治疗方法 · · · · · · · · · · · · · 106

冠心病梅花针疗法的注意事项 · · · · · · · · · · 107

## 冠心病的耳穴疗法 · · · · · · · · · · · · · · · · · · · · · · · · · 109

耳穴疗法的基本概述 · · · · · · · · · · · · · · · · · 109

常用耳穴 · · · · · · · · · · · · · · · · · · · · · · · · · 109

耳穴疗法的基本操作 · · · · · · · · · · · · · · · · · 112

耳穴疗法的注意事项 · · · · · · · · · · · · · · · · · 114

## 冠心病艾灸疗法 ·············· 115

冠心病艾灸疗法基本概述 ·············· 115

冠心病艾灸治疗方法 ·············· 119

冠心病艾灸疗法的注意事项 ·············· 121

## 冠心病的拔罐疗法 ·············· 122

冠心病拔罐疗法基本概述 ·············· 122

临床拔罐常用火罐种类 ·············· 122

冠心病拔罐疗法常用方法 ·············· 123

冠心病拔罐疗法留罐时间 ·············· 124

拔罐疗法的起罐方法 ·············· 125

冠心病拔罐的治疗方法 ·············· 126

冠心病患者常用拔罐处方 ·············· 128

冠心病拔罐的注意事项 ·············· 129

## 冠心病的推拿疗法 ·············· 129

把握推拿时机 ·············· 130

把握治疗时间 ·············· 130

冠心病推拿疗法的基本要点 ·············· 130

冠心病推拿疗法的配伍和补泻 ·············· 132

冠心病推拿常用手法 ·············· 133

冠心病推拿的治疗方法 ·············· 138

冠心病推拿疗法的注意事项 ·············· 140

# 四 冠心病的饮食调理

## 冠心病食物疗法的机理 …… **143**

什么是食物的性味 …… 143

常用食疗治病的应用方式 …… 145

饮食调理的食疗要点 …… 146

## 冠心病患者的药膳疗法 …… **148**

冠心病药膳疗法的特点 …… 149

冠心病食疗药膳的烹制 …… 149

冠心病饮食调理的注意事项 …… 150

## 冠心病各型辨证施膳调理 …… **154**

胸阳痹阻型冠心病 …… 154

心脉瘀阻型冠心病 …… 157

痰浊内阻型冠心病 …… 161

气阴两虚型冠心病 …… 164

心肾阳虚型冠心病 …… 168

阴虚阳亢型冠心病 …… 171

## 冠心病患者宜食的保健粥 …… **173**

冠心病患者食疗保健粥方 …… 174

冠心病患者施粥治病宜忌 …… 183

应辨证施粥 …… 183

应因人施粥 ·························································· 183

## 冠心病患者适宜的汤饮、药茶、药酒方 ················ 184

冠心病患者宜喝的药汤饮方 ·································· 184

冠心病患者宜喝的保健茶 ····································· 187

冠心病患者喝保健茶宜忌 ····································· 190

冠心病患者宜喝的保健药酒 ·································· 192

冠心病患者喝保健酒宜忌 ····································· 194

# **五** 冠心病患者的生活护理

## 冠心病患者的日常护理 ······································· 195

环境舒适 ························································· 195

起居有时 ························································· 195

劳逸适度 ························································· 196

坚持治疗 ························································· 196

## 冠心病患者的饮食调理 ······································· 197

饮食有节 ························································· 197

选对食物 ························································· 198

清淡饮食 ························································· 198

饮食宜忌 ························································· 199

**冠心病患者的心理调适** ·················· 199

避免情志刺激 ·················· 199

**冠心病患者水浴保健** ·················· 200

足浴宜用热水 ·················· 200

忌洗桑拿 ·················· 201

忌洗冷水浴 ·················· 201

# 什么是冠心病

## 心脏和冠状动脉

### 心脏

心脏位于胸腔，居于左右两肺叶之间，略偏向左，个别内脏倒置的人则可向右偏，但没有一个人的心脏居于正中。从这个意义上来说，世界上所有的人都"偏心"。心脏大约 2/3 在正中线左侧，1/3 在正中线右侧，前面有胸骨、肋骨，后面有食管、胸脊椎骨，下面是横膈，上面连接着由自身分出的大血管。心脏的位置，可因年龄、体位和横膈的运动而有所改变。

心脏的外形像一个大鸭梨，呈圆锥形，大小约如自身的拳头一般，心尖朝向左前下方，其体表投影位置相当于左乳下第 5 肋间，在这个位置常能感受到心尖的搏动。心底朝向右后上方，近心底处有一条环行沟，称冠状沟，是心房与心室表面的分界标志；沟以上的部分是心房，沟以下的部分是心室。在心室部分的前、后面上，各有一条纵行的浅沟，分别称前、后室间沟，是左、右心室表面的分界标志；沟右侧的部分是右心室，沟左侧的部分是左心室。

### 冠状动脉

左、右冠状动脉分别从主动脉根部分出，主干沿着冠状沟行走，其分支分布于心脏外面，就像帽子一般，再分成无数细支进入心肌内，营养物质和氧气就通过这些繁密的血管网送到心脏。心肌细胞汲取营养后，鲜红的动脉血就变成暗红的静脉血，由小静脉逐渐汇合成大的冠状静脉，直接流进右心房。

由于冠状血管的分布特殊，没有流经体循环，而且循环途径也很短，所以由"冠状循环"供应心脏的营养。虽然冠状循环很短，但其血流量却很大。人体在安静时，通过冠状循环的血流量，大约占心排血量的1/20（5%）。运动或体力劳动时，心排血量可增加 4 ~ 5 倍，冠状动脉的血流量也相应增加 4 ~ 5 倍以上。由此来看，心脏的工作量越大，需要的能量越多，冠状动脉供应的血流量也越大。如果冠状动脉受到损害，发生冠状动脉粥样硬化，导致管腔狭窄，那么血流量就将减少，就会造成心肌缺血、缺氧，严重危害健康。因而可以说：冠状动脉是"心脏力量的源泉"。

# 什么是冠心病

冠心病又称缺血性心脏病，是冠状动脉粥样硬化性心脏病（coronary artery heart disease, CHD）的简称，指冠状动脉发生粥样硬化，导致心肌缺血、缺氧而引起的心脏病，其病名便反映了疾病的原因和性质。

## 常见类型

根据冠状动脉病变的部位、范围、血管阻塞程度与心肌供血不足的发展速度、范围和程度的不同，本病最常见的类型有以下几种。

### 隐匿性冠心病

亦称无症状型冠心病。患者无症状，但静止休息时或负荷试验后有心肌缺血的心电图改变，如 ST 段压低、T 波减低、变平或倒置等。病理学检查示心肌无明显组织形态改变。

### 心绞痛型冠心病

有发作性胸骨后疼痛，由一时性心肌供血不足引起。病理学检查心肌无组织形态改变或有纤维化改变。

### 心肌梗死型冠心病

症状严重，由冠状动脉闭塞导致心肌急性缺血性坏死所致。

### 心肌硬化型冠心病

表现为心脏增大、心力衰竭和心律失常，由长期心肌缺血导致心肌纤维化引起，包括心力衰竭型冠心病和心律失常型冠心病。临床表现与扩张型原因不明的心肌病类似，近年有人称之为"缺血性心肌病"。

### 猝死型冠心病

因原发性心搏骤停而猝然死亡，多为缺血性心肌局部发生电生理紊乱，引起严重心律失常所致。

上述类型的冠心病可以合并出现，本章节主要介绍心绞痛型冠心病和心肌梗死型冠心病两种。其中，临床上以心绞痛症状最为多见。

## 发病情况

本病发病年龄均在 40 岁以上，少数可早发于 20 多岁，女性发病较男性约晚 10 年，男性多于女性。据调查，老年人中，男性罹患此病者达 20%，女性为 12%。长期精神紧张，从事脑力劳动、高血压、高血脂、糖尿病、吸烟、肥胖等均是诱发本病的危险因素，应引起注意。冠心病是当前中老年人最常见和危害性最大的心脏病，占心源性死亡的 77% ~ 88%，严重威胁着人们的身体健康。而且随着人们生活水平的提高，冠心病的发病率和死亡率还有逐年上升的趋势，严重影响了人们的生活质量。

### 不可预测性

现实生活中被诊断为冠心病的人很多，但症状却有很大差别：有的看上去和正常人没有多大差别，有的却三天两头犯病；有的犯起病来休息 3 ~ 5 分钟即可缓解，有的却又严重到危及生命，需要抢救。产生上述现象的原因与冠心病的种类有关。心绞痛及时处理多可得到短时缓解，而心肌梗死的并发症严重，常会出现心律失常、心力衰竭、心源性休克，甚至心脏破裂，导致猝死。冠心病对于患者而言，具有相当大的不可预测性，有时毫无预兆和精神准备。因此，除定期检查、积极预防外，家庭往往成为抢救的第一现场。了解中药、针灸等使用方法，有助于对冠心病进行行之有效的家庭治疗。

## 预后情况

### 心绞痛预后

心绞痛为内科临床常见的危急重症，其病机复杂，变化多端。尽管如此，只要辨证准确，治疗及时，善于摄养，一般都能得到控制或缓解。

有些患者可能因为各种因素导致心胸剧痛，持续不解，伴有气短喘息、四肢不温或烦躁，甚至昏厥、脉微欲绝等症状，此为心痛之危重情况，需要进行急救。随着冠心病监护病房（CCU）在各级医院的建立，冠心病的急救手段与治疗方法日趋完善，心绞痛的死亡率已明显降低。

### 心肌梗死预后

心肌梗死的预后与年龄、梗死范围、梗死部位、初次梗死及再梗死有关。

#### 1. 年龄

65 岁以上心肌梗死者病死率约为 32.5%，50 ～ 64 岁为 14.9%，19 岁以下为 5.4%。

#### 2. 梗死范围

初次心肌梗死死亡组的梗死范围比生存组大；再梗死病例中，小的梗死灶导致死亡的也不少见。

#### 3. 梗死部位

总体来说，它与死亡率无明显关系。但有调查资料显示，老年组初次前壁心肌梗死死亡率为 30.6%，下壁心肌梗死死亡率为 29.6%；壮年组前壁心肌梗死死亡率为 24%，下壁心肌梗死死亡率为 10.3%。再次梗死死亡率高，预后不良。

## 危险因子

临床上，冠心病多见于 40 岁以上的中老年人，因此本病的好发年龄常成为诊断冠心病的一项重要参考指标。大量流行病学调查结果表明，冠心病的形成与某些因素有着千丝万缕的关系，医学上称其为"冠心病的危险因子"。目前，已知的有关因素包括以下 10 种。

#### 1. 年龄

75% 的患者均在 40 岁以上发病，但起病可能在青少年期。

#### 2. 性别

男女患病比例约为 2：1，55 岁以后，男女发病趋于一致。

### 3. 活动量

患本病的脑力劳动者比体力劳动者多 1 倍。

### 4. 高血脂

血液内胆固醇含量 >6.76mmol/L（260mg/dl）的患者，其冠心病发病率是胆固醇含量 <5.2mmol/L（200mg/dl）者的 5 倍。此外，血液中三酰甘油的增高，也是不可忽视的因素之一。目前公认低密度脂蛋白（LDL-C）水平越高，动脉粥样硬化机会越大，而高密度脂蛋白（HDL-C）具有防止动脉粥样硬化的作用。

### 5. 高血压

大约有 60% 的冠心病患者合并有高血压，收缩压 >180mmHg（24kPa）者，比收缩压 <120mmHg（16kPa）者的患病率高 8 倍。

### 6. 糖尿病

40 岁以上糖尿病患者中，50% 患有冠心病。

### 7. 肥胖

肥胖者常易罹患高血压、糖尿病和高脂血症。因此，胖人与瘦人相比，患冠心病的比例高达 5 ∶ 1。

### 8. 吸烟

吸烟者和不吸烟者相比较，前者冠心病的发病率比后者高 5 ~ 10 倍，且前者易导致心肌梗死的发生。

### 9. 遗传

有冠心病家族史的子女，其患冠心病的机会比没有家族史者高 1~1.7 倍。

### 10. 精神因素

易怒、忧虑、多思者，与文静、坦然、爽朗者相比，前者患冠心病的概率高 1 ~ 4.6 倍。

上述所列诸项中，又以高血压、高脂血症、糖尿病、肥胖及吸烟为主要致病因素。据统计，绝大多数的冠心病患者都会产生不同程度的胸痛——心绞痛，因此心绞痛常被视为冠心病的早期信号。

## 症状表现

### 心绞痛

#### 1. 疼痛特点

心绞痛以发作性胸痛为主要临床表现。

（1）**疼痛部位**：主要在胸骨体上段或中段之后，有时波及心前区，呈手掌大小范围，甚至横贯前胸，界限不是很清楚。此外，还常放射至左肩、左臂内侧，下达环指和小指，或上至颈、咽或下颌部。

（2）**疼痛的性质**：常为压迫、发闷或紧缩性疼痛，也可有烧灼感，但不尖锐，像针刺或刀割样痛，偶尔会伴有濒死的恐惧感觉。发作时，患者应停止活动，直至症状缓解。

（3）**疼痛的诱因**：发作常由体力劳动或情绪激动（如愤怒、焦急、过度兴奋等）所激发，饱食、寒冷、吸烟、心动过速、休克等亦可诱发本病。疼痛发生于劳力或激动的当时，而不是在一天或一阵劳累之后。

（4）**持续时间**：疼痛出现后常逐渐加重，但在 3～5 分钟逐渐消失。一般在停止原来诱发症状的活动后即可缓解，若舌下含服硝酸甘油，也能在几分钟内缓解。可数天或数星期发作一次，亦可一日内多次发作。

#### 2. 常见症状

平时一般无异常症状，心绞痛发作时常出现心率增快、血压升高、表情焦虑、皮肤发冷或出汗，有时出现第四或第三心音奔马律。可有暂时性心尖区收缩期杂音。第二心音亦可有逆分裂，或有交替脉。

#### 3. 心电图检查

绝大多数患者可出现暂时性心肌缺血引起的 ST 段移位。心内膜下心肌容易缺血，故常使ST段压低0.1mV（1mm）以上，发作缓解后可恢复。有时出现T波倒置，平时有T波持续倒置的患者，发作时可变为直立。变异型心绞痛发作时，心电图则常见有关导联ST段抬高。

### 心肌梗死

#### 1. 发病先兆

50%～81.2%的患者在发病前数日至数周有乏力、胸部不适、活动时心悸、气急、烦躁、心绞痛等前驱症状，其中以新发生心绞痛（初发型心绞痛）或原有的心绞痛加重（恶化型心绞痛）最为突出。

心绞痛发作较以往频繁，性质较剧，持续较久，硝酸甘油疗效差，诱发因素不明显，疼痛时伴有恶心、呕吐、大汗和心动过缓，或伴有心功能不全、严重心律失常、血压大幅度波动等表现。同时，心电图显示ST段一过性抬高(变异型心绞痛)或压低、T波倒置或增高(假性正常化)。出现这些表现时，应警惕近期发生心肌梗死的可能。

#### 2. 症状表现

（1）疼痛：疼痛是最先出现的症状，疼痛部位和性质与心绞痛相同，但多无明显诱因，且常发生于安静时，程度较重，持续时间较长，可达数小时或数天，休息和含服硝酸甘油多不能缓解。患者常烦躁不安、出汗、恐惧，或有濒死感。少数患者无疼痛症状，一开始便表现为休克或急性心力衰竭。部分患者疼痛位于上腹部，因而常被误认为胃穿孔、急性胰腺炎等急腹症。还有部分患者疼痛放射至下颌、颈部、背部上方，易误认为骨关节痛。

（2）全身症状：有发热、心动过速、白细胞增高和红细胞沉降率增快等症状，一般在疼痛发生后24～48小时出现，程度与梗死范围常呈正相关。体温一般在38℃左右，很少超过39℃，持续时间约1周。

（3）胃肠道症状：疼痛剧烈时常伴有频繁的恶心、呕吐和上腹胀痛，还经常表现为肠胀气，重症者可发生呃逆（打嗝）。

（4）**心律失常**：75%～95%的患者多会有心律失常症状，多发生在起病1～2周，而以24小时内最多见，同时还伴有乏力、头晕、昏厥等症状。各种心律失常中，以室性心律失常最多见，尤其是室性期前收缩。如室性期前收缩频发（每分钟5次以上），成对出现或呈短阵室性心动过速，多源性或落在前一心搏的易损期时（R波在T波上），常为心室颤动的先兆。房室传导阻滞和束支传导阻滞也较多见，严重者可出现完全性房室传导阻滞。室上性心律失常则较少，多发生在心力衰竭患者中。前壁心肌梗死易发生室性心律失常，下壁（膈面）心肌梗死易发生房室传导阻滞。

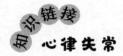

## 心律失常

室性心律失常指起源于心室的心律失常，是常见的心律失常类型，包括室性期前收缩、室性心动过速、心室颤动等。

房室传导阻滞是指窦房结发出的冲动，从心房传到心室的过程中发生阻滞。常见病因为器质性心脏病、各种心肌炎等。束支传导阻滞是指束支传导部分或完全受阻。

（5）**低血压和休克**：疼痛期，血压下降常见，但不一定会发生休克。如疼痛缓解而收缩压仍低于80mmHg（10.67kPa），且患者有烦躁不安、面色苍白、皮肤湿冷、脉细而快、大汗淋漓、尿量减少、神志迟钝，甚至昏厥，则为休克的表现。休克通常会在起病后数小时至1周内发生。大约有20%的患者会出现休克现象，主要是心肌广泛坏死（40%以上），心排出量急剧下降所致。

（6）**心力衰竭**：主要是急性左心衰竭，可在起病最初几天内发生，若在疼痛、休克好转阶段出现，则为梗死后心肌收缩力显著减弱或不协调所致，其发生率为 32% ~ 48%。患者出现呼吸困难、咳嗽、发绀、烦躁等症状，严重者可发生肺水肿，随后可发生颈静脉怒张、肝大、水肿等右心衰竭的表现。右心室心肌梗死者，可在一开始就出现右心衰竭的表现，常伴血压下降。

### 3. 常见症状

· 心脏浊音界可轻度至中度增大。

· 心率多增快，少数也可减慢，心尖区第一心音减弱。

· 可出现第四心音（心房性）奔马律，少数有第三心音（心室性）奔马律。

· 10% ~ 20% 的患者在起病 2 ~ 3 日出现心包摩擦音，为反应性心包炎所致。

· 心尖区可出现粗糙的收缩期杂音，或伴收缩中晚期喀喇音。

· 可有各种心律失常，除极早期血压可增高外，几乎所有的患者都有血压降低，且可能不再恢复到发病前的水平。

· 其他可有与心律失常、休克或心力衰竭有关的其他症状。

### 4. 心电图检查

心电图改变分特征性改变和动态性改变两种。

（1）**特征性改变**：宽而深的病理性 Q 波，ST 段抬高呈弓背向上型，T 波倒置。在背向心肌梗死区的导联则出现相反的改变，即 R 波增高、ST 段压低和 T 波直立并增高。

（2）**动态性改变**：起病数小时内，可无异常或出现异常高大两肢不对称的 T 波；数小时后，ST 段明显抬高，弓背向上，与直立的 T 波连接，形成单相曲线；1 ~ 2 日出现病理性 Q 波，Q 波在 3 ~ 4 日稳定不变，以后 20% ~ 80% 永久存在；ST 段抬高持续数日至 2 周左右，逐渐回到基线水平，T 波则变为平坦或倒置；数周至数月后，T 波呈 V 形倒置，两肢对称，波谷尖锐，是为慢性期改变。

### 5. 其他并发症

包括乳头肌功能失调或断裂、心脏破裂、动脉栓塞、心室膨胀瘤（室壁瘤）、心肌梗死后综合征等。

## 心力衰竭

冠心病出现心力衰竭的原因是多种多样的。病者最初感到呼吸困难，气息短促，自觉体力下降，稍微劳动后即感吃力、心慌、气短，力不胜任。

### 1. 左心衰竭

阵发性夜间呼吸困难是左心衰竭的一种特征性表现。轻者睡眠时因胸闷感到呼吸困难而被憋醒，促使患者坐起来呼吸才感到舒服；重者突然感到呼吸困难，不断咳嗽、哮喘，咳吐泡沫样痰，需坐起来 30 分钟左右或使用强心药后才能缓解。有的患者一夜可被憋醒数次，持久不能入睡。这是由于睡后迷走神经兴奋，使冠状动脉收缩，心肌供血减少，加上睡后回心血液增多，加重了心脏的负担所致。倘若肺瘀血严重，又合并有支气管黏膜充血，咳嗽时使小血管破裂，导致咯血现象。

### 2. 右心衰竭

右心衰竭时，可引起内脏功能性改变：如消化道瘀血可引起食欲缺乏、腹胀、恶心、呕吐；肾瘀血可引起肾功能减退等。静脉充盈或怒张，是右心衰竭的重要症状，有的患者可出现水肿，由局部发展到全身，并出现胸腔积液或腹水。

## 猝死

猝死即突然死亡。冠心病猝死的原因主要是心室颤动，少数为心搏骤停、心源性休克、急性左心衰竭或心脏破裂。

### 1. 常见的诱因

· 劳累过度。

- 饱食、饮酒或暴饮暴食。
- 情绪激动或用脑过度。
- 突遇寒冷刺激等。

### 2. 猝死前症状

患者多数表现为胸闷、胸痛，或见心前区不适、心慌、气促、大汗淋漓等。因此，平时要注意针对诱因，重点预防，重视早期表现及变化，及时治疗、休息，警惕和避免猝死的发生。

另外，不要忽视隐匿型冠心病，虽然它没有心绞痛的症状，有的在普通心电图上也无改变，只是在做运动负荷试验后方能显示出心肌缺血。一般来说，这类冠心病属早期病变，冠状动脉粥样硬化的程度较轻，有的患者可能长期无症状，却在某日突然发生心肌梗死或猝死。因此不能麻痹大意，在生活、工作、饮食等各方面都需格外留意。

## 相关检查

冠心病的发生，多与高脂血症、糖尿病、血液黏稠度升高有关，因此常需做血脂、血糖和血流变等检查，但这些检查是非特异性的。对冠心病诊断和监测有重要意义且应用较多的检查，主要有以下几种。

### 心电图

心电图是诊断心脏疾病最普遍使用的检查方法。正常心电图上的每个心动周期中出现的波形，分别称为 P 波（心房激动）、QRS 波（心室激动）和 T 波（激动后的恢复过程），心脏的病理情况一般都能在心电图上反映出来。

冠心病由于冠状动脉的管腔狭窄或闭塞，引起血流量减少甚至中断，如果没有建立代偿的侧支循环，该动脉病变以下的供血区心肌就会发生缺血、损伤，甚至坏死。供血障碍可引起心肌或传导组织的电生理变化，这样通过心电图就表现为心肌缺血、心肌梗死和心律失常等改变。

诊断性的运动心电图试验：运动试验是一项十分有价值的检查方法，已广泛运用于临床数十年。

还有一种动态心电图，是通过一个记录仪从患者体表连续记录 24 ～ 48 小时的心电活动，然后由电子计算机做快速阅读和分析。这种记录仪体积较小，一般可由患者佩戴在身上，在记录过程中，患者的活动不受限制，可以正常生活。无论患者在休息，还是在运动，这个记录仪都可进行记录，也可以发现普通心电图所不易发现的心脏疾病。

### 超声心动图

超声心动图是在雷达扫描技术和声反射的原理基础上，发展起来的诊断方法。超声波是一种振动频率非常高的声波，一般在 20000Hz（20kHz）以上，由于超声波所碰到的组织性质、器官大小形状不同，其反射波也不同，利用超声波的这种性质，可以看到心脏和血管变化的图形。

超声心动图仪可分为两类，即 M 型和二维，这两种仪器各有优点，但二维超声心动图仪更便于观察心脏的解剖轮廓、结构形态、房室大小及活动情况。目前，临床上已普遍应用彩色脉冲多普勒超声心动图，它可以显示出各种心脏疾病不同的组织学特征，能更形象地反映血流的动态变化，使诊断更加精确。

冠心病早期，超声心动图变化不明显，后期则可出现主动脉根部曲线上升迟缓，室壁节段性运动异常等变化。心肌梗死出现的变化，主要是室壁运动异常，通过对其定性、定量分析，可对心肌梗死进行定位和面积估计。此外，超声心动图对室壁瘤和乳头肌功能不全等冠心病并发症的诊断，也有重要价值。

### 介入性检查——冠状动脉造影术

冠状动脉造影术是诊断冠状动脉粥样硬化的重要标准。通过冠状动脉造影，可判断冠状动脉病变的范围和程度。

### 心肌酶学检查

所谓心肌酶学检查，就是用生化方法检测心肌酶在血液中的含量，以此来测定心肌梗死的范围及判断预后。当心肌细胞出现不可逆转的损害时，细胞内的酶就会释放，通过静脉或心脏淋巴系统回流进入循环血液。心肌组织含酶量十分丰富，在急性心肌梗死时，血清中的某些酶系活性便增高。

血清中天冬氨酸转氨酶（AST）、乳酸脱氢酶（LDH）、肌酸激酶（CK）的测定，常用于心肌梗死的诊断，最有价值的酶学测定是 CK 同工酶（CK-MB）和 LDH 同工酶（LDH2）。患者胸痛 48 小时内，测定总 CK 和 CK 同工酶，有最大的特异性。胸痛 48 小时以后，则测定 LDH 和它的同工酶最有价值，因为 LDH2 的活性升高可持续 10 ~ 12 天。心肌钙蛋白在健康人群血液中不能检测到。心脏特异性肌钙蛋白（Tn-T）和肌钙蛋白 I（Tn-I），其敏感性和特异性均比 CK-MB 高，有助于早期发现心肌梗死。肌钙蛋白测定一般要在发作 6 小时测定。若为阴性，间隔 6 ~ 10 小时再重复测一次。

## 预防和养护

### 预防的两个方面

冠心病的预防分两个方面：一是原发性预防，又称一级预防，是指对人群中未患冠心病的人实行预防，防止其发生冠心病；二是继发性预防，又称二级预防，是指对已患冠心病者，控制其发展，并使之更好地康复。冠心病的原发性预防，实际上是防止动脉粥样硬化的发生与发展。尸检证明，动脉粥样硬化病变在儿童时期便可发生，有的在青年时期已相当严重，所以冠心病的预防工作应从儿童时期开始。

### 1. 一级预防

一级预防的内容应针对冠心病的易患因素，如降低血压水平，治疗高血压；合理的膳食营养，避免体重超重；防止血脂升高，治疗高脂血症；避免主动或被动吸烟；积极治疗糖尿病；不要将饮用水软化；避免精神紧张和情绪激动；注意生活规律化，适当从事体力劳动或活动；减少钠盐的吸收等。

### 2. 二级预防

对于已患有冠心病者，主要采取积极措施防止动脉粥样硬化的加重，避免诱发冠心病的各种因素，如饱餐、大量饮酒、过度劳累、精神紧张、情绪激动、突然的寒冷刺激等。对有症状者，应进行积极治疗，控制心绞痛，纠正心力衰竭与心律失常，改善心功能。

充分发挥中医的综合疗法，对防治冠心病具有非常重要的意义，其优势主要表现在 3 个方面：一是早期预防，减轻高血压、动脉硬化、轻度心律不齐、高血脂的程度；二是中医中药的副作用少，便于患者掌握用药剂量；三是能够控制某些西药的用药量，减轻其毒副作用。

## 预防的具体方法

### 1. 合理饮食

冠心病的发生、发展和许多因素有关，饮食是其中非常重要的一个方面。健康合理的饮食习惯及营养搭配，对预防冠心病的发生有着重要的意义。

• 减少胆固醇的摄入，每日摄入量不要超过 300mg。脂肪的摄入不要超过总热量的 30%，增加不饱和脂肪酸的摄入量。

• 少吃或不吃蔗糖、葡萄糖等糖类食品。体重维持在标准水平，限制总热量。标准体重（kg）= 身高（cm）- 105，若实际体重超过标准体重 5kg 即为超重。

• 多食富含维生素 C 的食物，如水果、新鲜蔬菜、植物油等。少吃含饱和脂肪酸和胆固醇高的食物，如肥肉、动物油、蛋黄、动物内脏等。

·饮食要有规律，荤素搭配合理，不可过饥或过饱。每日食盐摄入量控制在 5g 以下。

### 2. 适宜运动

缺少体力活动是冠心病发病的重要原因之一，而积极参加体育锻炼又是防治本病的有效手段。研究发现，脑力劳动者冠心病的发病率高于体力劳动者，轻体力劳动者高于重体力劳动者。在同一环境里生活的人，经常坐着不动者患冠心病的概率比经常活动者高 2 倍。

（1）运动项目：适合冠心病患者的运动有多种。

·散步。散步是一种全身性运动，对于那些参加激烈运动时会引起心绞痛的人来说，若以散步作为一项运动，能使病情显著改善。每次散步应坚持 20 分钟至 1 小时，每日 1～2 次，或每日散步 800～2000m。身体状况允许者，可适当提高步行速度。

·慢跑。慢跑不受场地限制，动作简单易行，是一项深受冠心病患者欢迎的锻炼项目。原地跑步也可以取代慢跑，并起到与慢跑相同的效果。至于慢跑的路程或原地跑步的时间，应根据每个人的具体情况而定，不必强求一致。

·打太极拳。太极拳是中国民间流传的一种卓有成效的保健拳法，对多种慢性疾病如高血压、冠心病等，都有较好的防治作用。

一般而言，体力较好的患者，可练老式太极拳，而体力较差的可练简化式太极拳；不能打全套的，可以打半套，体弱和记忆力差的甚至可以只练个别动作，而且还可分节练习，不必连贯进行。

（2）注意事项：专家建议，冠心病患者运动时应注意以下几点。

·在运动结束 10 分钟后，心跳次数每分钟仍在 100 次以上者，不应再加大运动量，应根据情况适当减少运动量。

·运动量应从小到大，时间从短到长，循序渐进。

·运动时若出现头晕、头痛、心慌、恶心、呕吐等不适症状时，应立刻停止运动，必要时需就医治疗。

· 运动最适宜的温度是 4 ～ 30℃，且进餐时间与运动应至少间隔 1 小时以上。

### 3. 健康的心态

情感是人们心灵的一面镜子，也是大脑功能活动的一种表露，但不良的情绪会引起或加重冠心病的症状。例如，暴喜伤心，使心气涣散，出现一系列心气不足的症状，如心悸、乏力、胸闷、气短、脉结代等，严重者则会出现冷汗不止、四肢不温、脉微欲绝，以及心悸、胸闷、胸痛等心阳欲脱的症状。此种改变类似于冠心病心律失常型或心源性休克。由此可见，保持健康、良好的心理状态，对心血管病患者极为重要。

### 4. 良好的习惯

（1）戒烟：研究结果表明，30 ～ 49 岁的男性中，吸烟者比不吸烟者的冠心病发病率高 3 倍，而且吸烟还是造成心绞痛发作和突然死亡的重要原因。只要戒烟时间超过半年以上者，上述反应便会明显减少。

（2）戒酒：对一个患有冠心病的人来说，酗酒不仅会加重心脏负担，而且还会导致心律失常，其后果不堪设想。同时，酗酒成性的人，还会引起脂肪代谢的紊乱，促进动脉硬化的形成。

（3）改善生活环境：生活环境的好坏，对人体健康的影响较大，如生活在污染严重（包括空气污染、水污染等）及噪声强度较大的地方，可以诱发或加重多种疾病（包括冠心病），甚至影响人的寿命。因此，冠心病患者应努力改善居住环境，尽量防止各种污染，扩大绿化面积，促进健康的恢复。

（4）警惕病情突变：冠心病发作的早期信号很多，但前胸部位疼痛是主要的，这种疼痛从轻微到剧烈不等。严重时，胸部有紧迫、灼热、肿胀感，并伴有呼吸困难、心悸、恶心、呕吐、冒冷汗、面色苍白、乏力、焦虑不安等症状。这些症状同时出现得越多，心脏病发作或突变的可能性就越大。

在急性心肌梗死患者中，有 1/3 ~ 4/5 患者会出现先兆，这在医学上称为"梗死前综合征"。如果在这个时候诊断及时，治疗得当，1/2 以上的患者可免于发生心肌梗死。但遗憾的是，由于缺乏认识，有些医务人员、患者和家人将其误认为心绞痛，未给予足够的重视，从而导致病情加重。因此，注意观察、鉴别这些前期症状极为重要。

# 冠心病的西医治疗原则

一般而言，隐匿型冠心病的治疗主要是应用降血脂药，预防心绞痛和心肌梗死的发生，而动脉硬化则是对症处理，西药主要是治疗心绞痛和心肌梗死。现根据临床实际，提出如下治疗原则，以便让读者做到心中有数。

## 心绞痛

### 发作时

发作时应立刻休息，一般患者在停止活动后，症状即可消除。情况较严重时，可使用作用较快的硝酸制剂，如硝酸甘油、硝酸异山梨酯舌下含服，或亚硝酸异戊酯敲碎经鼻部吸入。

### 间歇期

一般不需要卧床休息，但要尽量避免各种诱发因素。

· 调节饮食，特别是一次进食不应过饱，禁绝烟酒。

· 调整日常生活与工作，减轻精神负担，保持适当的体力活动。活动量以不发生疼痛症状为度。

·使用作用持久的抗心绞痛药物，如应用长效冠状动脉扩张药，适当使用钙拮抗药，选用 β 受体阻滞药和抗凝血药物等。这些药物可单独、交替应用，也可联合应用。

### 不稳定型心绞痛

无论是广义的或狭义的不稳定型心绞痛，患者均应住院卧床休息，在密切监护下进行积极的内科治疗，以控制症状和防止发生心肌梗死。同时，应抽血测血清酶和观察心电图变化，以防范急性心肌梗死的发作，并注意胸痛发作时的 ST 段改变。

## 心肌梗死

对于心肌梗死要及早发现、及早住院治疗，并加强住院前的就地处理，治疗用药可根据患者具体情况考虑选用。心肌梗死的西医治疗原则是保护和维持心脏功能，挽救濒死的心肌，防止梗死扩大，缩小心肌缺血范围，及时处理严重心律失常和各种并发症，防止猝死，使患者不但能度过急性期，且康复后还能保持尽可能多的有用心肌。

### 心肌梗死的一般治疗

·卧床休息 2 周，保持环境安静，防止不良刺激。

·吸氧，或保持通过鼻管面罩吸氧。

·在冠心病监护室进行心电图、血压和呼吸的监测 5 ~ 7 日，必要时还应监测肺毛细血管压和静脉压，密切观察心律、心率、血压和心功能的变化。

·进食不宜过饱，可少食多餐，保持大便通畅。排便时，避免过度用力。

### 心肌梗死的其他治疗

·尽快解除疼痛，可选用可待因、哌替啶肌内注射，或吗啡皮下注射等。

· 心肌再灌注，如溶解血栓疗法、经皮腔内冠状动脉成形术等。

· 消除心律失常，根据病情选用利多卡因、阿托品、洋地黄类药物等。

· 处理心源性休克，如用低分子右旋糖酐或 5% ～ 10% 葡萄糖溶液静脉滴注以补充血容量，多巴胺、间羟胺或去甲肾上腺素静脉滴注以升压，硝普钠、硝酸甘油或酚妥拉明静脉滴注以扩张血管，以及包括纠正酸中毒、避免脑缺血、保护肾功能等其他措施。

· 治疗心力衰竭，主要是治疗急性左心衰竭，以应用吗啡（或哌替啶）和利尿药为主，亦可选用血管扩张药减轻左心室后负荷等治疗。有右心室梗死的患者，应慎用利尿药。

# 二

# 冠心病的中医药治疗

## 冠心病的中医学认识

### 中医古籍对冠心病的论述

冠心病从临床症状分析,当属中医学"胸痹""心痛""真心痛"范畴。《黄帝内经》中已有"卒心痛""久心痛""真心痛"之记载,其对本病所表现出来的膻中及左胸膺疼痛、突然发作或发作有时等临床特点亦描述准确。张仲景在《金匮要略》中记载"胸痹"症状特点为:胸背痛,心痛彻背,背痛彻心,喘息咳唾,短气不足以息,气塞胸闷不得以卧,并且心痛发作时缓时剧。这一描述较《黄帝内经》更为详细,同时,他还创制了瓜蒌薤白白酒汤、乌头赤石脂丸、枳实薤白桂枝汤等方剂。

中医古代文献早有论及情绪对本病的影响。《灵枢·口问》谓:"忧思则心系急,心系急则气道约,约则不利。"所以七情之由作心痛,其最为甚者乃焦虑,忧思恼怒,心肝之气郁滞,血脉不通。《素问·生气通天论》云:"大怒则形气绝,而血菀于上,使人薄厥。"另外,传统医学认为性格缺陷易患本病,例如《灵枢·通天》中描述的太阳之人:"居处于于,好言大事,无能而虚说,志发于四野,举措不顾是非,为事如常自用,事虽败而常无悔。"这与现代医学研究不谋而合。

# 冠心病的中医病因病机

## 发病原因

### 1. 脏腑亏虚

冠心病临床上常见的病因主要有心、脾胃、肝、肾诸脏亏虚，功能失调等。

（1）心：心主血脉。若心气、心阳亏虚，鼓动运血无力，则心脉失于濡养，亦可发生心痛。

（2）脾胃：脾胃同属中州，主运化，受纳，为气血生化之源。若脾胃亏虚，气血生化乏源，导致心之气血亏虚；若运化失司，水湿聚而成痰，痰浊闭阻心脉而发心痛。

（3）肝：肝藏血，属木，主疏泄条达。若肝之阴血亏虚，可致心之阴血亏虚；若肝失条达，肝气郁结，可致心血运行滞涩，亦可发为心痛。

（4）肾：肾为先天之本，内寄真阴真阳，五脏之阳非此不能生发，五脏之阴非此不能滋养。若肾阴亏虚，不能上滋于心，以致心阴亏虚，皆可发为本病。

痰浊内生、瘀血内停是本病继发和内生的主要致病因素，两者均由脏腑功能失调，气血津液运行失常而成；痰浊或瘀血一旦形成，即可成为新的致病因素，上犯心胸，痹阻心络脉而发本病。

### 2. 其他因素

感受寒邪、内伤七情、劳力过度、饮食过饱等因素，常可诱发本病。

（1）感受寒邪：寒邪内袭损伤心阳，以致心脉凝涩，气血闭塞不通而发心痛。

（2）内伤七情：内伤七情可使心肝之气郁结，心脉运行不畅而发心痛。

（3）劳力过度：过度的体力劳动或脑力劳动皆可耗伤元气，以致心气亏虚，运血无力，心脉失养而发心痛。

（4）饮食过饱：饮食过饱，伤及脾胃，以致脾气阻滞，痰浊内生，闭阻心脉而发心痛。

此外，恣食肥甘、偏嗜咸食、食逸少劳、烟酒嗜好，亦可增加本病的易患性。

### 病机转化

本病多突然发生，或反复发作，病位在心，但与脾胃、肝、肾诸脏密切相关。本病的性质是本虚标实，本虚者是指心、脾、肝、肾诸脏亏虚，功能失调；标实者是指因感受寒邪，内伤七情，劳力过度，饮食过饱等因素导致的寒凝、气滞、瘀血、痰浊等。

#### 1. 正邪较量

本病的病势轻重不一，主要取决于体内正邪双方的力量对比。若正盛邪衰，则病势一般较轻，稍加调理即可痊愈；若邪盛正不衰，则病势多以标实证出现，治以祛邪为上，邪去则正安；若病程日久，正虚邪恋，则病势多迁延，经久不愈；若正虚邪盛，抗邪无力或正不胜邪，则病势多迅速恶化，严重者可致人死亡。

#### 2. 病机转化

冠心病的病机转化主要表现在病邪转化、虚实转化、阴阳转化、脏腑转化 4 个方面。一般而言，病程短者，多以邪实为主，其病机重点是寒凝、气滞、痰浊、瘀血等病邪痹阻心脉；病程长者，或因寒邪伤阳，或因痰热伤阴，或因正气损伤，邪气留恋，其病机重点多由实转虚或虚实夹杂。若病变进一步发展，阴阳之间、脏腑之间亦可相互转化，如阴损及阳、阳损及阴、心病及肾、肾病及心等，从而导致阴阳俱衰，心肾同病。

# 冠心病的中医辨证治疗

　　冠心病是常见的严重危害健康的一种心脏疾病，治疗用药是否得当直接关系着患者的生命安全。中医药治疗本病的优势有：第一，中医药可进行早期预防，减轻高血压、动脉硬化、轻度心律不齐、高血脂的程度；第二，中药副作用少，便于患者掌握用药剂量；第三，使用中医药能够控制某些西药的用药量和减少毒副作用。

　　下面介绍本病的中医辨证治疗，其中心环节以"通"为大法，具体采用理气活血、豁痰除湿、益气通阳、养阴补血等方法，使邪去正复，心脉畅通。

## 实证的中医药治疗

### 胸阳痹阻

　　【主症】心痛，每于受寒后诱发，气短，胸中闷塞，重者心痛彻背，背痛彻心，舌苔腻，脉弦滑。

　　【治法】通阳宣痹。

　　【方药】栝蒌薤白桂枝汤加味。瓜蒌15g，薤白5g，半夏10g，橘皮5g，枳壳5g，茯苓15g，桂枝3g，厚朴5g。

　　【加减】若胸痹不得卧，心痛彻背者，加重半夏至15g。

### 心脉瘀阻

　　【主症】心胸刺痛，胁肋胀痛，短气，心烦不安，舌质有瘀点或紫斑，脉弦或涩。

　　【治法】活血化瘀，疏肝理气。

【方药】 丹参饮合四物汤加减。丹参 15g，檀香 3g，砂仁 3g，当归 10g，川芎 5g，白芍 10g，熟地黄 10g，桃仁 10g，红花 5g。

【加减】 临床上血瘀与气滞并存的类型较为常见，但各有偏重。气滞为主可兼有血瘀，因气为血之帅，气滞则血瘀，所以应加重理气药，如川楝 10g，延胡索 12g，佛手 9g，香附 9g，枳壳 6g 等。血瘀为主，可兼气滞，因血瘀则气不行，故应用活血祛瘀药，如蒲黄 9g，五灵脂 6g，田七 6g，血竭 6g，没药 9g，乳香 9g 等。

## 痰浊内阻

【主症】 胸闷或胸痛，形体肥胖，身重乏力，苔厚腻或垢浊，脉滑而实。

【治法】 芳香化浊，理脾化痰。

【方药】 宽胸丸或苏合香丸吞服，然后应用温胆汤加减。宽胸丸：荜茇 6g，良姜 10g，檀香 15g，冰片 3g，细辛 3g，延胡索 10g。苏合香丸：白术、青木香、水牛角、香附、朱砂、诃子、檀香、安息香、沉香、麝香、丁香、荜茇、苏合香油、熏陆香、冰片。温胆汤：半夏 10g，陈皮 5g，竹茹 5g，甘草 5g，枳实 5g，生姜 3 片。

【加减】 脾虚痰盛者，可用十味温胆汤。半夏 10g，陈皮 10g，甘草 6g，枳实 10g，酸枣仁 6g，人参 6g，五味子 10g，远志 12g，熟地黄 12g。

## 虚证的中医药治疗

### 气阴两虚

【主症】 心痛，短气，心悸，自汗，口干少津，舌质红，少苔，脉弦细无力或结代。

【治法】益气养阴。

【方药】生脉散加减。党参 15g，麦冬 10g，五味子 5g，生地黄 15g，炙甘草 10g，桂枝 6g，白芍 10g。

【加减】行气止痛治标，可加沉香 9g，郁金 9g。阴虚肝阳偏亢，头晕耳鸣，心烦易怒者，可加钩藤 12g，桑叶 15g，牡丹皮 9g，山栀 12g。心神不安、烦躁、惊悸、失眠者，可加茯神 15g，酸枣仁 20g，远志 10g，合欢皮 10g，桑叶 15g 等。

## 心肾阳虚

【主症】心痛，短气，心悸，形寒肢冷，腰膝酸痛，舌淡苔白，脉沉无力或结代。

【治法】温补肾阳。

【方药】《金匮要略》肾气丸加减。肉桂 6g，附子 10g，生地黄 10g，山萸肉 10g，怀山药 10g，牡丹皮 10g，茯苓 10g，杜仲 10g。

【加减】惊悸失眠者，加龙骨 20g，牡蛎 20g，酸枣仁 15g，远志 15g 等。阳痿、早泄者，加仙茅 15g，淫羊藿 20g 等。脾阳不足、胸阳不振者，可加用党参 15g，白术 15g，干姜 9g，甘草 6g。

## 阳虚欲脱

【主症】心痛，短气，大汗出，四肢冷，面色苍白，甚至昏厥，舌淡苔白，脉沉细欲绝或结代。

【治法】回阳固脱救逆。

【方药】参附龙牡汤加减。人参 10g，炮附子 10g，龙骨 15g，牡蛎 15g，炙甘草 10g，肉桂 3g，黄芪 15g，五味子 5g。

【加减】如肾阳虚冷，阴火上炎，症见汗出肢冷，面色青紫，咳喘倚息，咯血，加沉香 6g，田七末 3g，并调服黑锡丹（黑锡、硫黄、川楝子、葫芦巴、炮附子、肉豆蔻、阳起石、沉香、茴香、肉桂、补骨脂）。

# 冠心病治疗常用中草药

## 扩张冠状动脉药

### 丹参

【性味】味苦，性微寒。

【归经】入心、肝经。

【功效】活血通经，祛瘀止痛，凉血消痈，清心除烦。

【主治】常用于治疗多种血瘀病证。如治血瘀胸痹心痛，可与红花、川芎、赤芍等同用。近年来丹参的临床应用范围甚广，已制成片剂、滴丸，为心绞痛、心律失常、脑血管意外等与瘀血有密切关系的疾病的常用药，对于缓解闷痛、改善瘫痪肢体功能有较明显的疗效。

【方药】《医方集解》丹参饮。

【心血管系统药理作用】

• 丹参能降低冠心病、肺源性心脏病、心肌梗死等患者的血液黏稠度，对体外血栓形成也有抑制作用。

• 丹参煎剂对家兔肺动脉收缩压和舒张压有明显降低作用。

• 丹参素对内源性胆固醇的合成有抑制作用，并能抑制氧化低密度脂蛋白的生成，防治动脉粥样硬化。

【注意事项】无瘀血者，或脾虚大便溏者，宜慎服。反藜芦。

## 赤芍

【**性味**】味苦，性微寒。

【**归经**】入肝经。

【**功效**】清热凉血，散瘀止痛。

【**主治**】临床上常用来治疗温病引起的各种出血症。

【**方药**】《千金要方》犀角地黄汤。

【**心血管系统药理作用**】

· 赤芍注射液有直接扩张冠状动脉的作用。

· 改善肺血运状态，降低肺动脉压，增加心排血量，改善心肺功能。

· 有抑制血小板凝集与促进纤溶性作用，能抗血栓形成。

【**注意事项**】血寒经闭者不宜用。反藜芦。

## 葛根

【**性味**】味辛、甘，性凉。

【**归经**】入脾、胃经。

【**功效**】解肌退热，发表透疹，生津止渴，升阳止泻，活血通脉。

【**主治**】是治疗外感发热、口渴、头痛、项背强直、泄泻热痢的常用药。近年来用葛根治疗突发性耳聋、偏头痛，疗效显著。

【**方药**】《伤寒论》葛根汤。

【**心血管系统药理作用**】

· 葛根总黄酮和葛根素有明显的扩张冠状血管的作用，并对血管平滑肌有明显的松弛作用。其中葛根素可使心搏速度减慢，心肌收缩力增强，主动脉压降低，此外还能缓解心绞痛。葛根黄酮可使缺血区氧含量增加，乳酸含量降低，对改善正常和缺血、梗死心肌的代谢有良好的作用。

· 葛根的黄酮、大豆苷元和葛根乙醇提取物，有预防和抗实验性心律失常作用。

· 葛根及其提取物对正常和高血压动物有一定降压作用。对高血压引起的头痛、头晕、项强和耳聋等症状也有明显的改善。

· 给高血压动脉硬化的患者肌内注射，则可使其血管阻力减少，血流入时间缩短，波幅增加。

【注意事项】生品用量宜小，恐伤胃气。

## 益母草

【性味】味苦、辛，性微寒。

【归经】入肝、心、膀胱经。

【功效】活血调经，利水消肿，清热解毒，祛瘀止痛。

【主治】善活血祛瘀而通经，为妇人经产血瘀之要药。

【方药】《医学心悟》益母胜金丹。

【心血管系统药理作用】

· 水煎剂醚溶部分，对心肌缺血及心律失常有保护作用。

· 对血小板聚集、血小板血栓形成、纤维蛋白血栓形成及红细胞的聚集性均有抑制作用。

【注意事项】阴虚血少者，忌服。

## 瓜蒌

【性味】味甘、微苦，性寒。

【归经】入肺、胃、大肠经。

【功效】清热化痰，宽胸散结，润肠通便。

【主治】常用于胸阳不振、气滞痰阻、心痛彻背的胸痹证。《本草纲目》："张仲景治胸痹痛引心背、咳唾喘息，及结胸满痛，皆用栝楼实，乃取其甘寒不犯胃气，能降上焦之火，使痰气下降也。"

【方药】《伤寒论》小陷胸汤。

【心血管系统药理作用】

· 抗心肌缺血，保护心肌作用。

· 抗心律失常作用。

· 改善微循环，抑制血小板聚集作用。

【注意事项】脾虚便溏及寒痰、湿痰者禁服。恶干姜，畏牛膝，反乌头。

## 蒲黄

【性味】味甘、辛，性凉。

【归经】入肝、心经。

【功效】化瘀止血、通经止痛。

【主治】为止血行瘀之要药，有止血而不留瘀的特点。

【方药】《太平惠民和剂局方》失笑散。

【心血管系统药理作用】

· 蒲黄有抗心肌缺血及血栓梗死的作用。

· 蒲黄水提取液及其复方失笑散有促纤溶作用。

· 对血管内皮细胞有保护作用。

【注意事项】孕妇慎服。

## 薤白

【性味】味辛、苦，性温。

【归经】入心、肺、大肠经。

【功效】行气导滞、通阳散结、理气宽胸。

【主治】本品辛散苦泄，温通滑利化痰，是治疗胸痹的要药。

【方药】《金匮要略》瓜蒌薤白半夏汤。

【心血管系统药理作用】

· 增加冠状动脉血流量。

· 利尿降压。

· 抗血小板凝集和降血脂，具有预防实验性动脉粥样性硬化作用。

【注意事项】阴虚发热或滑脱无滞者忌用。

## 降香

【性味】味辛，性温。

【归经】入心、肝、脾经。

【功效】化瘀止血，理气止痛。

【主治】治疗气滞血瘀之胸胁疼痛，常与郁金、桃仁、丝瓜络等配伍。近来常用于冠心病心绞痛等疾病，多配入复方使用。

【方药】《中国基本中成药》冠心康胶囊。

【心血管系统药理作用】

· 黄檀素对离体兔心有显著增加冠状动脉血流量、减慢心率、轻度增加心搏幅度的作用。

· 降香挥发油有抗血栓作用，能抑制大鼠实验性血栓形成。

【注意事项】血热妄行之出血，痈疽溃后，诸疮脓多及阴虚火旺者，忌用。

## 当归

【性味】味甘、辛、苦，性温。

【归经】入肝、心、脾经。

【功效】补血活血，调经止痛，润肠通便。

【主治】本品甘温质重，乃补血之圣药。用于治疗心肝血虚所引起的面色苍白，唇爪无华，头昏目眩，心悸怔忡症；或气血两虚，思虑过度，劳伤心脾，气血两亏引起的心悸疲倦、健忘少寐等症。

【方药】《太平惠民和剂局方》四物汤。

【心血管系统药理作用】

·当归浸膏能扩张离体豚鼠冠状动脉，增加冠状动脉血流量，抗心肌缺血，抗心律失常。

·当归浸膏能扩张外用血管，改善外周微循环，降低血压作用。

·促进血红蛋白及红细胞的生成，有抗贫血的作用。

·抑制血小板聚集，有抗血栓作用。

【注意事项】热盛出血者禁服。湿盛中满及湿注下焦，大便溏泄者慎服。


## 陈皮

【性味】味辛、苦，性温。

【归经】入脾、胃、肺经。

【功效】具有理气健脾、燥湿化痰、和胃止呕的功效。

【主治】临床常配半夏，可治疗痰湿咳嗽，咳痰量多色白，胸胁痞满；痰饮上蒙清阳之眩晕症；痰湿中阻之恶心，呕吐黏痰；痰饮凌心之心悸等症状。

【方药】《三因极—病证方论》温胆汤。

【心血管系统药理作用】

·陈皮煎剂、醇提取物及橙皮苷有兴奋作用，能扩张冠状动脉，增加冠状动脉血流量，并能使心率减慢、血压降低。

·磷酰橙皮苷对实验性高血脂，有降低血清胆固醇的作用。

【注意事项】阴虚燥咳，或吐血、咳血者不宜服。

## 山楂

【**性味**】味酸、甘，性温。

【**归经**】入脾、胃、肝经。

【**功效**】消食化积，行气散瘀。

【**主治**】本品善消食化积，是食积要药，常用于饮食积滞、脘腹胀痛等症。临床上亦用于高血脂、冠心病引起的眩晕、胸闷胸痛等症。

【**方药**】《丹溪心法》保和丸。

【**心血管系统药理作用**】

· 强心，扩张冠状动脉，增加冠状动脉血流量。

· 持久的降压作用。

· 明显降血脂及减轻动脉粥样硬化的作用。

【**注意事项**】脾胃虚弱者慎服。

## 绞股蓝

【**性味**】味苦、微甘，性凉。

【**归经**】入肺、脾、肾经。

【**功效**】具有补气养阴、清肺化痰、养心安神的功效。

【**主治**】本品甘凉，有人参样的补气益阴、滋补强壮的功效，对于气虚乏力、四肢倦怠、阴伤口渴、抗病力弱等症可单独应用。另本品还能养心安神，对于案牍劳累、心气不足、心阴亏损所致的心悸失眠、健忘多梦、倦怠乏力等症，均可单独使用。

【**方药**】《中国健康药品》血脂宁胶囊。

【**心血管系统药理作用**】

· 绞股蓝水提取液对离体兔心有增加冠状动脉血流量的作用。

· 绞股蓝小剂量使用能使血压升高，大剂量使用能降低血压。

·降低血脂，延缓动脉粥样硬化的发生与发展，抑制肥胖。

【注意事项】虚寒症忌用。

## 肉桂

【性味】味辛、甘，性热。

【归经】入肾、脾、心、肝经。

【功效】补火助阳，引火归源，散寒止痛，温经通脉。

【主治】本品为辛甘大热之品，善于温肾助阳，补命门之火，引浮越之虚火下归于肾，故常用于肾阳不足，命门火衰，以及虚阳上越，火不归源之证。由于肉桂具有散寒通脉、纳气平喘作用，亦用于冠心病、肺源性心脏病引起的喘咳气短，口唇紫暗，胸前区闷痛等症。

【方药】《金匮要略》肾气丸。

【心血管系统药理作用】

·肉桂能使舒张压得到充分提高，促进心肌侧支循环开放，改变血流供应，对心肌有保护作用。

·肉桂甲醇提取物、桂皮醛能抑制血小板聚集，桂皮酸亦具有抗凝血酶作用。

【注意事项】阴虚火旺，里有实热，血热妄行出血者，以及孕妇忌用。

## 鸡血藤

【性味】味苦、甘，性温。

【归经】入肝、肾经。

【功效】活血通经，补血舒筋。

【主治】本品甘温质润，入血行散，常用于血瘀血虚所致的风湿痹痛、筋骨痿弱、手足麻木、肢体瘫痪等症。

【方药】《中成药手册》活血通脉片。

【心血管系统药理作用】

· 扩张血管，降低血管阻力，增加器官血流量。

· 鸡血藤提取物有降压作用。

· 鸡血藤注射剂能降低实验性高黏血症动物的血液黏稠度。

【注意事项】阴虚者慎用。

## 木贼

【性味】味甘苦，性平。

【归经】入肺、肝经。

【功效】疏风散热，明目退翳，止血行滞。

【主治】本品为苦平质轻之品，临床上多用于外感风热、目赤翳障多泪。本品还可治疗肝气郁结、风邪上犯引起的高血压、心悸、胸闷等症。

【方药】《证治准绳·类方》神消散。

【心血管系统药理作用】

· 木贼醇提取物能增加离体豚鼠心脏冠状动脉血流量，对家兔离体心脏收缩力有一定的抑制作用。

· 木贼醇提取物腹腔注射对麻醉猫有持久降压作用。

· 木贼水提取物给大鼠灌胃，能降低高脂血症大鼠血清，并能阻止血小板聚集。

【注意事项】不宜多服、久服。气血虚者慎服。

## 常用抗心律失常药

## 田七

【性味】味苦，性温。

【归经】入肝、胃经。

【功效】化瘀止血,消肿定痛。本品被称为"止血之神药",著名成药"云南白药"的主要成分就是田七,其止血及消瘀作用甚佳。

【主治】现代临床应用于冠心病心绞痛、缺血性脑血管病及后遗症等均取得较好疗效。

【方药】《医学衷中参西录》化血丹。

【心血管系统药理作用】

· 抗心律失常作用。

· 扩张冠状动脉和增加冠状动脉血流量。

· 抗实验性心肌缺血。

· 抗动脉粥样硬化。

· 田七醇提取物给兔静脉注射,有明显的降压作用。

【注意事项】血虚、血热而无瘀血者忌用,孕妇忌用。


## 延胡索

【性味】味辛、苦,性温。

【归经】入脾、肝经。

【功效】理气,活血,止痛。

【主治】本品辛散温通,能活血行气,为止痛佳品,而且止痛作用广泛,可治一身上下诸痛,无论气、血、寒、热,凡积而不散,不通而痛者,服之均有效。《本草纲目》谓其:"能行血中气滞,气中血滞,故专治一身上下诸痛,用之中的,妙不可言。"

【方药】《素问病机气宜保命集》金铃子散。

【心血管系统药理作用】

· 延胡索注射液能对抗乌头碱所致的心律失常。

·延胡索碱注射液静脉注射后，收缩压、舒张压均轻度降低，以大剂量组降低舒张压的作用显著。

【注意事项】孕妇忌服。

# 黄连

【性味】味苦，性寒。

【归经】入心、肝、胃、大肠经。

【功效】清热燥湿，泻火解毒，杀虫止痒。

【主治】本品为清热泻火解毒作用较强的药物，临床常用于治疗实火引起的各种病症，对各类胃炎、结肠炎均有较好疗效。治疗心律失常、高血压引起失眠、头痛等症，临床疗效显著。

【方药】《伤寒论》黄连泻心汤。

【心血管系统药理作用】

·小檗碱具有显著的抗心律失常作用，还能抑制窦房结功能，有抗心室颤动、降压等作用。

·黄连所含多种生物碱，有显著的抗脑缺血效果。

【注意事项】本品大苦大寒，过服、久服易伤脾胃，脾胃虚寒者忌用。

# 黄檗

【性味】味苦，性寒。

【归经】入肾、膀胱经。

【功效】清热燥湿，泻火解毒，退热除蒸。

【主治】《本经逢源》："黄檗，生用降实火，酒制治阴火上炎，盐制治下焦之火，姜制治中焦痰火，姜汁炒黑治湿热，盐酒炒黑治虚火，阴虚火盛则面赤戴阳，附子汁制。"临床上常用于治疗阴虚火旺引起的失眠、头痛等症。

【方药】《医方考》知柏地黄丸。

【心血管系统药理作用】

·小檗碱有明显的抗心律失常作用。

·黄檗及黄檗醇提取液碱性物对麻醉动物静脉注射或腹腔注射，可产生显著而持久的降压作用。

【注意事项】本品苦寒，容易损伤胃气，脾胃虚寒者忌用。

## 苦参

【性味】味苦，性寒。

【归经】入心、肝、胃、大肠、膀胱经。

【功效】清热燥湿，利水退黄，祛风杀虫。

【主治】本品性味苦寒，为治疗湿热泻痢、便血、黄疸常用药，此外本品还能治带下阴痒、风疹、疥癣、小便不利等症。

【方药】《仁存堂经验方》治血痢方和《外科正宗》塌痒汤。

【心血管系统药理作用】

·苦参对心脏有明显抑制作用，可使心率减慢，心肌收缩力减弱，心排血量减少。

·苦参注射液有明显降压作用。静脉注射氧化苦参碱有微弱扩张血管作用和快速降压效果。

【注意事项】本品苦寒伤胃，伤阴，脾胃虚寒及阴虚津伤者忌用或慎用。反藜芦。

## 西洋参

【性味】味甘、微苦，性寒。

【归经】入胃、肺、心、肾经。

【功效】补气养阴，清火生津。

【主治】本品味甘，微苦而性寒，功能为补气养阴，清肺火，生津液。适用于气阴虚而有火之证。

【方药】《温热经纬》清暑益气汤。

**【心血管系统药理作用】**

· 对心律失常有显著的对抗作用，可明显缩短心律失常时间，纠正房性期前收缩、室性期前收缩、窦性心律不齐和心室颤动。

· 增加心肌血流量，降低冠状动脉阻力，减少心肌耗氧量及心肌耗氧指数。

· 增加循环血容量，改善微循环灌流状态，从而起到抗休克作用。

· 抑制血小板聚集和血栓形成的作用。

【注意事项】人参、西洋参虽同为补气良药，因人参味甘微温，能大补元气，补脾益肺，生津，安神，乃治虚劳内伤第一要药，补益之力强于西洋参，但药性偏温，故对虚劳内有火热者不宜。张锡纯云："西洋参性凉而补，凡欲用人参而不受人参之温补者，皆可以此代之。"中阳虚衰，寒湿中阻及气郁化火等一切实证，火郁之证均忌服。

# 地龙

【性味】味咸，性寒。

【归经】入肝、肺、肾经。

【功效】清热止痉，平肝息风，通经活络，平喘利尿。

【主治】本品咸寒降泄，既能清邪热，又善平肝息风，故常用于热病惊狂及肝阳上亢引起的发热抽搐、头痛目赤等症。

【方药】《圣济总录》地龙散。

【心血管系统药理作用】

·地龙注射液有明显抗心律失常作用，并有抑制心脏传导作用。

·广地龙热浸液和乙醇浸出液静注，对麻醉犬有显著的降压作用。

·地龙有抗血栓形成和溶解血栓作用，并能抑制血小板聚集。

·黄芪地龙汤有改善血液高凝状态的作用。

## 半夏

【性味】味辛，性温，有毒。

【归经】入脾、胃、肺经。

【功效】燥湿化痰，降逆止呕，消痞散结。

【主治】常用于咳嗽痰多、风湿眩晕等证。凡胸阳不振、痰浊较甚之胸痹，症见心痛彻背者，可与瓜蒌、薤白相佐。

【方药】《太平惠民和剂局方》二陈汤和《金匮要略》瓜蒌薤白半夏汤。

【心血管系统药理作用】

·清半夏水煎液有抗心动过速和心律失常作用，能增加冠状动脉血流量。

·半夏可阻止或延缓食饵性高脂血症的形成，对高脂血症有一定的治疗作用。

·半夏给大鼠和犬静脉注射有一过性降压作用。

【注意事项】反乌头。其性温燥，故一切血证，以及阴虚燥咳、津伤口渴者忌服。本品有毒，内服切不可用生品。

## 甘草

【性味】味甘，性平。

【归经】入脾、心、肺经。

【功效】益气补中，缓急止痛，润肺止咳，泻火解毒，调和诸药。

【主治】本品能补益心气，鼓动血脉，可用于治疗心气不足，心动悸，脉结代者，或心虚肝郁，心神失主者。

【方药】《伤寒论》炙甘草汤。

【心血管系统药理作用】

· 炙甘草提取液对乌头碱诱发的心律失常，有明显的对抗作用。

· 甘草甜素有防治动脉粥样硬化的作用。

· 抑制血小板聚集。

【注意事项】湿浊中阻而脘腹胀满、呕吐及水肿者禁服。反大戟、芫花、甘遂、海藻。

# 羌活

【性味】味辛、苦，性温。

【归经】入膀胱、肾经。

【功效】散寒解表，祛风胜湿，除痹止痛，利水止吐，舒筋解挛。

【主治】本品善于治疗外感疾病、风湿病引起的头痛项强，目昏鼻塞，肢体酸痛，以及脏腑器质病变引起的水肿脚气等症。

【方药】《内外伤辨惑》羌活胜湿汤。

【心血管系统药理作用】

· 羌活提取物口服对乌头碱导致的心律失常有保护作用，能延长心律失常潜伏期，缩短持续期。

· 羌活挥发油能够加强心肌营养性血流量而改善心肌缺血，还能扩张脑血管，增加脑血流量。

· 羌活煎剂给小鼠连续灌胃，有明显抗休克作用。

【注意事项】气血亏虚者慎服。

### 冠心病强心药

## 党参

【性味】味甘，性平。

【归经】入脾、肺经。

【功效】益气、生津、养血。

【主治】本品甘平气和，能补脾之气，养血生津，功似人参而力弱，且不燥不腻，故常作为人参的代用品。凡中气不足、肺气虚弱、气短喘咳、声音低微者，均可单味或复方使用。

【方药】《中华人民共和国药典》四君子丸。

【心血管系统药理作用】

·党参能显著改善心功能，对垂体后叶素引起的心肌缺血有明显保护作用。

·党参有明显降压与升压效果，对血压有双向调节作用。

·党参水浸膏对血小板聚集有明显抑制作用，减少全血及血浆比黏度，并能防止血栓形成。

【注意事项】实证、热证者禁服，正虚邪实者不宜单用。

## 黄芪

【性味】味甘，性温。

【归经】入肺、脾经。

【功效】益气升阳，固表止汗，利水消肿，托毒生肌。

【主治】人参、黄芪均为补气良药，二药同用，可增强疗效。然而人参能大补元气，且可益气生津，安神增智，故为治内伤气虚第一要药；黄芪虽不如人参之能大补元气，但温升之力较人参强，又能固表、生肌、消肿，安胎、止漏，祛瘀生新，宽胸除痹，这些均为人参所不具。《本草逢源》："黄芪，性虽温补，而能通调血脉，故为治疗气虚血滞引起的中风偏瘫，口眼㖞斜，胸痹心痛的要药。"

【方药】《医林改错》补阳还五汤。

【心血管系统药理作用】

·黄芪总皂苷能明显改善心肌梗死犬的心肌收缩性能，增强冠状动脉血流量，对心功能有保护作用。

·黄芪多糖可缩小心肌缺血范围，减轻缺血心肌的损伤。

·黄芪皂苷对心肌有正性肌力作用，与强心苷类药物相似。黄芪对急性病毒性心肌炎有一定的防治作用。

·黄芪有显著的降压与升压的双向调节作用，其降压与剂量有关的，大剂量降压，小剂量升压。

·黄芪能抑制血小板聚集，对微循环有一定的改善作用。

# 人参

【性味】味甘、微苦，性平。

【归经】入肺、脾、心、肾经。

【功效】大补元气，补脾益肺，生津止渴，安神益智。

【主治】本品大补元气，能回阳气于垂绝，为治疗虚劳内伤第一要药，故凡大失血、大汗、大吐泻及一切疾病导致的元气虚极欲脱之证，或兼见手足厥冷，汗出肢冷等亡阳亡阴征象者，都可以单独，或复方使用。

【方药】《景岳全书》独参汤。

【心血管系统药理作用】

·强心作用。人参及人参皂能增强心肌收缩力，减慢心率，降低心肌耗氧量，增加心排血量和冠状动脉血流量，提高抗氧能力。人参皂还有抗心律失常的作用。

·人参对整体动物冠状动脉、脑血管、眼底血管有扩张作用。

·一般认为，人参具有升高血压和降低血压的双向调节作用。

·对失血性休克的心功能，有明显的保护作用，有利于增强心肌收缩力，从而使血流动力学状态得以改善，进而达到抗休克作用。

·人参二醇组皂苷能显著降低大鼠全血黏度、血浆黏度、红细胞沉降率，抑制血小板聚集作用，降低血脂和抗动脉粥样性硬化作用，并有降低血糖作用。

【注意事项】实证、热证及湿热内盛无正气亏虚者禁服。不宜与茶同服。反藜芦。

## 附子

【性味】味辛、苦，性热，有毒。

【归经】入心、肾、脾经。

【功效】回阳救逆，补火助阳，散寒除湿，通经止痛。

【主治】本品为纯阳燥烈之品，临床用于阳衰与脾阳虚引起的亡阳证或久泻久痢、不孕不育、水肿、风湿痹痛、头痛、腹痛等症，特别是阳虚或胸阳不振引起的胸痹证。

【方药】《伤寒论》四逆汤。

【心血管系统药理作用】

·强心作用。

·对心脏节律产生影响。

·抗心肌缺氧作用，对心肌急性缺血有明显保护作用。

·抗休克作用。附子及其复方，如参附汤、参附注射液、四逆汤等对多种休克有明显防治作用。

【注意事项】阴虚阳盛、真热假寒者及孕妇禁服。

## 冬虫夏草

【性味】味甘，性平。

【归经】入肾、肺经。

【功效】益肾补肺，止血化痰，止嗽定喘。

【主治】本品为平补肺肾之品，善补肺气，益肺阴，补肾阳，益精血，兼能止血化痰，用以治疗肺肾两虚，久咳虚喘。临床使用单味或复方，治疗肺气阴两虚的肺源性心脏病疗效显著。

【方药】《中国基本中成药》百令胶囊、金水宝胶囊。

【心血管系统药理作用】

· 对心肌缺血与心肌梗死有一定的保护作用。

· 醇提取物皮下注射能显著降低高脂血症小鼠血清胆固醇和三酰甘油含量。

· 冬虫夏草醇提取液，能增加血小板计数与抑制血小板聚集作用。

【注意事项】有表邪者慎用。

## 灵芝

【性味】味甘，性平。

【归经】入心、肝、肺经。

【功效】养心安神，补肺益气，滋肝健脾。

【主治】本品补气血、益精神、养五脏的功效显著，常用于气血不足、脏腑失养所致的各种虚弱病证。《神农本草经》："赤芝胸中结，益心气，补中，增智慧不忘。……紫芝主耳聋，利关节，保神，益精气，坚筋骨，好颜色。"

【方药】《千金要方》华佗方母丸。

【心血管系统药理作用】

· 灵芝可改善多种动物心肌血氧供应，增强心肌收缩力，增加心排血量。

· 灵芝热水浸出物有降压作用。

· 能抗凝血,阻止血栓形成,抑制血小板聚集。同时,灵芝还有降血糖作用。

【注意事项】实证者慎服。

## 何首乌

【性味】味苦、甘、涩,性微温。

【归经】入肝、肾经。

【功效】制首乌能补益精血、固肾乌须;生何首乌能截疟解毒、润肠通便。

【主治】本品既能补肝肾,益精血,又能收敛精气,且性温和,不寒不燥,无腻滞之弊,为滋补良药,故常用于肝肾、精血不足之证。凡肝肾不足,精血亏虚之腰膝酸软,头晕耳鸣,须发早白,高脂血症等,均可用单味或复方来治疗。

【方药】《本草纲目》引《积善堂方》七宝美髯丹。

【心血管系统药理作用】

· 何首乌中的卵磷脂能增强心肌收缩力,尤其对疲劳心脏有良好的强心作用。

· 防治高脂血症及动脉硬化症,降低血液的高凝状态。

· 减慢心率,增加冠状动脉血流量,扩张外周血管。

【注意事项】大便溏泄及痰湿内蕴者,慎服。

## 黄精

【性味】味甘,性平。

【归经】入脾、肺、肾经。

【功效】养阴润肺,补脾益气,滋肾填精。

【主治】常用于治疗肺、肾、脾三脏之阴不足、气虚之病症。

【方药】《千金方》黄精膏。

【心血管系统药理作用】

· 黄精醇提取液可使离体兔心率加快，使离体蟾蜍心脏收缩力增强。

· 黄精液可使兔、犬冠状动脉血流量明显增加，具有显著的抗急性心肌缺血作用。

· 黄精对血压有双向调节作用，并能改善微循环作用。

· 黄精有明显降低三酰甘油、胆固醇作用，并能预防动脉粥样硬化。

【注意事项】中寒泄泻、痰湿痞满气滞者禁服。


## 山萸肉

【性味】味酸，性微温。

【归经】入肝、肾经。

【功效】补益肝肾，涩精缩尿，固经止血，敛汗固脱。

【主治】本品气薄味厚，酸涩收敛，补虚固脱。张锡纯谓"萸肉既能敛汗，又善补肝，是以肝虚极而元气将脱者，服之最效"。可用于久病虚脱绝者（与现代医学的休克类同），常与人参、附子、龙骨等同用。

【方药】《医学衷中参西录》来复汤。

【心血管系统药理作用】

· 山萸肉注射液能增强心肌收缩性，提高心脏效率，扩张外周血管，明显增强心脏泵血功能。

· 降低正常小鼠的血糖、血清总胆固醇和三酰甘油的含量。

· 抑制血小板聚集作用。

【注意事项】本品温补收敛，故命门火炽、素有湿热、小便淋涩者不宜使用。

## 刺五加

【性味】味辛、微苦，性温。

【归经】入脾、肾、心经。

【功效】补肾健脾，益气安神，活血通络。

【主治】风湿性心脏病、冠心病心绞痛、高血压心脏病等症。

【方药】《备急千金要方》五补丸。

【心血管系统药理作用】

· 刺五加总黄酮对豚鼠急性心肌缺血有保护作用，能增加家兔离体心脏的冠状动脉血流量，并有抗心律失常作用。

· 刺五加通过环核苷酸系统途径改善心脏功能，能使偏高或偏低的血压恢复至正常范围，起到双向调节的作用。

· 刺五加对血小板聚集有很强的抑制作用，能使细胞增多或红细胞减少等情况恢复正常。

【注意事项】阴虚火旺者慎服。

## 麦冬

【性味】味甘、微苦，性微寒。

【归经】入肺、胃、心经。

【功效】养阴润肺，益胃生津，清心除烦。

【主治】可用于肺热阴虚之燥咳黏痰、劳咳咯血，亦用于胃阴不足，津伤口渴，食欲不振，以及呕逆之证。也可用于阴虚有热之心烦失眠、惊悸健忘，以及邪热入营之身热夜甚、烦躁不安等证。此外，还可用于肺热津伤，肠燥便秘。

【方药】《金匮要略》麦门冬汤。

【心血管系统药理作用】

· 麦冬总皂苷有抗心律失常的作用。

· 麦冬注射液具有改善心脏血流动力学效应，对心绞痛伴心功能不全的冠心病患者具有改善作用。

· 升高血压，抗休克作用。

· 降血糖作用。

【注意事项】凡脾胃虚寒、肺胃有痰饮湿浊及初感风寒咳嗽者忌服。

## 酸枣仁

【性味】味甘，性平。

【归经】入心、肝经。

【功效】养心益肝，安神敛汗。

【主治】为养心安神要药。《本草汇言》："酸枣仁，均补五脏，如心气不足，惊悸怔忡，神明失守……"

【方药】《金匮要略》酸枣仁汤。

【心血管系统药理作用】

· 酸枣仁水提取物有预防与治疗心律失常的作用。

· 酸枣仁总皂苷有抗心肌缺血和保护心肌的作用。

· 酸枣仁提取物有明显降压作用和降血脂、防治动脉粥样硬化的作用。

【注意事项】有实邪及滑泄者慎服，孕妇慎服。

## 冠心病扩张血管类中药

### 桃仁

【性味】味苦、甘，性平。

【归经】入心、肝、大肠经。

【功效】活血祛瘀，润肠通便，消肿排脓，止咳平喘。

【主治】常用于瘀血阻滞、血行不畅所致的经闭、痛经，产后淤滞腹痛、胸痹心痛等症。

【方药】《医林改错》血府逐瘀汤。

【心血管系统药理作用】

·能降低冠状动脉阻力，减少心肌耗氧量及氧利用率。

·生桃仁、山桃仁有显著抗凝血和抗血栓作用。

【注意事项】孕妇忌用，血枯闭经者慎用。

## 冠心病扩张冠状动脉类中药

### 红花

【性味】味辛，性温。

【归经】入心、肝经。

【功效】活血通经，祛瘀止痛，化滞消斑。

【主治】本品辛散温通，为活血祛瘀之良药，故常用于血瘀诸证。凡血瘀气滞、胸痹心痛者，可将本品与赤芍、桃仁、川芎等配伍，起到通痹活血止痛的作用。

【方药】《医林改错》血府逐瘀汤。

【心血管系统药理作用】

·红花有轻度兴奋心脏、降低冠状动脉阻力、增加冠状动脉血流量和心肌营养性血流量的作用。

·红花煎剂腹腔注射对垂体后叶素引起的大鼠或家兔急性心肌缺血，有明显保护作用。

·小剂量红花煎剂对蟾蜍离体心脏和家兔在位心脏，有增强心收缩力作用，大剂量则有抑制作用。

·口服红花油能使高胆固醇血症家兔的血清总胆固醇、总脂、三酰甘油及非酯化脂肪酸水平降低，并能改善微循环。

【注意事项】孕妇忌服。

## 郁金

【性味】味辛、苦，性寒。

【归经】入心、肺、肝、胆经。

【功效】活血行气，解郁开窍，清胆退黄，凉血止血。

【主治】本品既能活血散瘀，又能行气解郁止痛，故气滞血瘀之胸、腹、胁痛，用之尤效。临床上多用于治疗冠心病心绞痛、胸闷等症，疗效显著。

【方药】《普济本事方》白金丸。

【心血管系统药理作用】

·实验证明，郁金能明显抑制血小板聚集，改善微循环。

·郁金能降低高胆固醇血症动物的总胆固醇和磷脂，防止动脉粥样硬化的发生。

·郁金油能有效防止自由基对心肌的损伤，具有保护心肌的作用。

【注意事项】阴虚失血及无气滞血瘀者忌服，孕妇慎服。畏丁香。

## 川芎

【性味】味辛，性温。

【归经】入肝、胆、心包经。

【功效】活血行气，祛风止痛。

【主治】本品既能活血又能行气，故有"血中气药"之称。本品是治疗头痛的首选药物，此外本品还可用于胸胁腹痛，风寒湿痹，妇人月经不调、经闭痛经、产后淤滞等疾患。近年来用于治疗冠心病心绞痛，疗效显著。

【方药】《医学宗旨》柴胡疏肝散。

【心血管系统药理作用】

·川芎及其提取物均有扩张冠状动脉、增加冠状动脉血流量、降低心肌耗氧量的作用。

·川芎嗪能明显增加大鼠心排血量，并对心肌缺血再灌注损伤具有明显的保护作用。

·川芎提取物不论肌内注射或静脉注射均有显著而持久的降压作用。

·对兔血小板聚集有强烈抑制作用。

【注意事项】阴虚火旺、气虚无滞者忌用。

## 毛冬青

【性味】味甘、苦，性寒。

【归经】入心、肺经。

【功效】活血通脉，清热解毒，消肿止痛。

【主治】南药《中草药学》记载本品："主治冠状动脉硬化性心脏病，急性心肌梗死。"《新编中医学概要》："治冠心病、脑血管意外所致的偏瘫。"

【方药】《中国基本中成药》护心胶囊。

【心血管系统药理作用】

·毛冬青素对心脏具有钙激动作用，能增加心脏收缩力。

·毛冬青的扩张冠状动脉、增加冠状动脉血流量的作用持久。

·有抑制血小板聚集和抗血栓形成的作用，并有降压作用。

【注意事项】孕妇及出血患者慎用。

## 细辛

【性味】味辛，性温，有小毒。

【归经】入肺、肾、心经。

【功效】祛风散寒，通窍止痛，温肺化饮。

【主治】本品为辛温解表、发散风寒常用药，临床常用于治疗风寒感冒引起的全身酸软、头痛、咳喘等症。配田七、檀香、高良姜等，可治疗寒凝气滞血瘀所引起的心痛彻背，背痛彻心，以及口唇青紫，四肢厥冷，脉象沉迟之真心痛等，疗效显著。

【方药】《中国基本中成药》宽胸气雾剂。

【心血管系统药理作用】

·对离体兔和豚鼠心脏，细辛醇有明显的兴奋作用，使心肌收缩加强，心率加快，还可使冠状动脉血流量增加。

·细辛挥发油对离体蛙心小剂量兴奋，大剂量抑制，并停搏在舒张期。

·细辛挥发油能使兔离体主动脉松弛，延长小鼠常压耐缺氧时间。

·细辛挥发油对蟾蜍内脏血管灌流量显示有扩张作用，使血压下降，但其煎剂有明显的升压作用。

【注意事项】肝阳头痛，肺燥干咳，痰火扰心致窍闭神昏者忌用。


# 冠心病治疗常用中成药

中成药的应用已有悠久的历史。它是以中医药理论为指导，以中药材为原料，按规定的处方和标准加工制成一定剂型的药物。中成药具有易携带、易保存、使用方便的优点，因此被广泛应用于家庭用药中。为了更好地普及心脏病家庭用药知识，本节将介绍一些冠心病常用的中成药。


## 正确服用和保存

临床上，中成药多有历史渊源，乃"精集诸家之长，几经名医之手锤炼"

而成，适应证相对广泛，在心血管疾病的治疗、抢救中占有重要地位。随着新剂型如针剂、片剂、气雾剂、冲剂、胶囊、口服液等的丰富，中成药更适用于临床，疗效也得以提高。中成药使用方便，便于携带及保存，而且适宜应急使用。

### 用药须知

#### 1. 按发作规律用药

按照心绞痛发作的规律用药，如心绞痛多发生在夜间，那么就不要把药物都集中在白天服用。可以拉长两次服药间隔时间，将最后一次药放到睡前服。

#### 2. 进行预防性用药

心绞痛易发生在由于兴奋引起心脏负荷加重的活动之后，如看球赛、进行演讲、排便、饱餐等，因此应在从事上述活动前 30 分钟服用相关药物，以预防心绞痛的发生。

#### 3. 随身携带急救药

冠心病患者若经常有胸闷、胸痛症状，应常备一些救急药物随身携带，如冠心苏合丸等。睡觉时，把药放在床头等容易随手拿到的地方。冠心病急救中成药如冠心苏合丸、苏合香丸属辛温走散之品，严重气血亏虚之人不宜久服。冠心病病情平稳后，宜选择相应的补益调养中成药。

#### 4. 不偏废现代医学手段

冠心病可能出现一些严重的并发症，如心律失常、心力衰竭、休克等，处理不当易导致生命危险。治疗中，不可偏废先进的现代医学检查手段。实际上，结合现代医学手段可以更好地发挥中医药的作用。

### 服药要求

• 服药前应仔细阅读相关说明书，注意其中的使用方法、注意事项及用药禁忌。

• 服药时间的确定。应在中医师的指导下，根据病情的需要，以尽量发挥药物的预防、治疗作用，以及减少不良反应为原则。

• 用药须在医师、药剂师的指导下进行，切不可随意加大剂量、更换品种或过早停药。对政府规定的处方药，应到医院由执业医师开具，切不可随意服用。

• 注意药品的有效期。中成药均会在包装上注明药品的生产日期及有效期，超过有效期的药品不宜服用。

• 注意不良反应。不良反应是指合格药品在正常用法用量下，出现的与用药目的无关的或意外的有害反应。服药期间如出现不良反应，应及时去医院就诊，以免贻误病情。

## 保存方法

• 中成药应放在妥当的地方，避免阳光直射，不要放于高温、潮湿的地方。同时，还要防备小儿误拿、误吃、误用。

• 已经启用的瓶装成药，应注意按药瓶上标注的说明保管（如加盖、防潮等）。注意察看有无发生变质现象，如有变质，不得使用。

• 存放中成药一定要有标签，并写清药名、规格，切勿仅凭记忆存放。对名称、规格有疑问的药物，不要贸然使用，以免发生意外。

• 糖浆、口服液、合剂等易发霉、发酵变质的药，开瓶后要及时用完，未用完的最好放于冰箱内。如有变质，要及时扔掉。有时液体药剂发酵后，会产生大量气体，能使包装瓶炸破，故应多加注意。

• 瓶装成药用多少取多少，以免污染。对瓶装液体药更应注意，只能倒出，不宜再往回倒入，更不宜将瓶口直接往嘴里倒药服用。

• 定期清理储备药，将过期、变质的药品清理销毁。

### 常用中成药

根据临床实践的实际情况，以下所介绍的冠心病用药，多是质优效好的中成药精品，都经过严格的实验和临床研究，对于预防冠心病的发生、减轻冠心病的症状，改善患者的生存和生活质量有一定的帮助。

## 实证冠心病常用中成药

### 苏合香丸

【组成】苏合香、安息香、冰片、水牛角浓缩粉、丁香、檀香、沉香、香附、木香、乳香（制）、荜茇、白术、诃子肉、朱砂等。

【功效】芳香开窍，行气止痛。

【临床应用】

·苏合香丸芳香醒脑开窍，凡患者出现突然昏倒、不省人事、牙关紧闭、四肢逆冷、舌苔白、脉迟的情况，应当首先服用此药。

·心肌梗死心绞痛属寒凝血脉型，心胸冷痛连肩背，或有濒死感、四肢不温者，使用苏合香丸可温通经脉、回阳救逆。

【服药方法】

·口服，一次1丸，每日1～2次。

·嚼碎服，或加少量水研磨后吞服。嚼碎、研磨后药物与口腔黏膜的吸附面积增大，吸收加快，疗效增强。

·情况紧急时或患者吞咽困难者，先将药物用水研磨后，从患者一侧口角少量频频灌服，已插胃管者，可鼻饲给药。

【注意事项】

·服用前应除去蜡皮、塑料球壳及玻璃纸。本品不可整丸吞服。

·本品不宜长期服用，以免耗伤正气。正气虚脱者忌服，可选生脉饮或其他回阳救逆药物。

·本品辛温开窍,适用于闭证之有寒者,但热闭、痰热神昏症见高热、面赤、头身热、舌红绛、苔黄,脉数症状者应忌服本品,可选用安宫牛黄丸一类清热开窍药。

## 冠心苏合丸

【组成】苏合香、冰片、制乳香、檀香、青木香等。

【功效】理气,宽胸,止痛。

【临床应用】

·本品主要用于心绞痛、心肌梗死发作,冠心病胸闷憋气,寒凝心脉所致的胸闷胸痛憋气、肢冷汗出等。同时,对于一切因寒邪凝滞所导致的诸种疼痛,如胃痛、腹痛、腰痛、胆绞痛等,均能取得较好的疗效。

·冠心苏合丸集诸芳香理气之品于一体,具有行气开郁之功效,故对因一时气恼,即中医认为的肝气郁滞所导致的胸胁胀痛或两胁串痛有良好的疗效。

·因本药具有理气宽胸止痛的功效,所以肝郁气结型的乳腺增生症用本药配合逍遥丸治疗,可起到理气、活血、散结的作用。具体用法宜遵医嘱。

【服药方法】

·紧急时一次服用蜜丸 1 个,或滴丸 10 ~ 15 丸,或胶囊 1 粒,同时保证绝对卧床休息及吸氧。缓解后每日 3 次,发作则加服或遵医嘱服用,一般一次服用量与紧急时相同,每日 3 次。

·蜜丸嚼碎服或加少量水研磨后吞咽。嚼碎、研磨后药物与口腔黏膜的吸附面积增大,吸收加快,疗效增强。滴丸、胶囊含服或吞服,因其不含蜜糖,尤其适合于冠心病同时合并糖尿病的患者日常服药。

·除急救情况,宜饭后或睡前服,以便于减少冰片、苏合香对胃肠道的刺激。

**【注意事项】**

·冠心苏合丸集诸芳香走窜之物于一体，故孕妇禁用。同理，消化性溃疡活动期，大出血的患者或月经过多者亦应慎用。

·本品辛温，久服易伤阴耗气，故冠心病病情稳定后，应适当服用相应的补益药，或使用其他类型的宽胸通痹中成药，如参芍片、营心丹等。

## 复方丹参片

**【组成】**丹参、田七、冰片等。

**【功效】**活血化瘀，理气止痛。

**【临床应用】**

·用于冠心病心绞痛，症见心胸绞痛、刺痛，固定不移，入夜更甚，或伴心悸不宁，舌质紫暗或有瘀斑，脉弦涩。

·用于冠心病合并高血压，可使患者头晕、心慌、憋气症状减轻，血压降低，微循环改善，肾血流量增加，尿蛋白减少，心肾功能改善。

·用于治疗血脂异常，降低对人体不利的低密度胆固醇，升高有益的高密度胆固醇。

**【服药方法】**片剂口服，一次3片，每日3次。

**【注意事项】**

·孕妇、月经过多、急性出血性疾病患者慎用。

·本品作为轻中度冠心病、中风的预防及治疗药物，经济实用，便于长期坚持。急性发作时，则可选用气雾剂、滴丸剂型的中成药。

## 丹七片

**【组成】**丹参、田七。

**【功效】**活血化瘀。

【临床应用】

· 用于血瘀气滞，心胸痹痛，症见胸痛如刺，痛处固定，舌暗红，脉弦涩。特别对改善心脑血液循环，减轻心脑血管动脉硬化，促进心脏和脑功能代谢有显著作用。

· 治疗或预防心脑血管疾病。如与益气养阴药品生脉饮合用，益气养阴，活血通脉，可治疗冠心病心力衰竭；与温阳药同用，行气温阳，散寒通痹，可治疗冠心病；与平肝息风化痰药物天麻钩藤颗粒配合，息风化痰，活血通络，可治疗中风眩晕，肢体麻木。

【服药方法】服法简单，口服，一次 3～5 片，每日 3 次，使用疗程应遵医嘱。

【注意事项】

· 孕妇、月经过多、急性出血性疾病患者须遵医嘱服用。

· 中医对于出血性疾病的治疗，一直有"活血以止血"的方法，使用得当，可以达到祛瘀生新的目的，使死血祛除，新血得生。临床对于出血性疾病，使用活血化瘀药并非一概禁止，可遵医嘱。

## 安康心宝丸

【组成】苏合香、沉香、蟾酥（酒炙）、冰片、人参、麦冬、檀香、丁香、乳香（醋炙）、香附（醋炙）、荜茇、石菖蒲、诃子肉等。

【功效】芳香开窍，行气活血，通络止痛。

【临床应用】

· 用于气滞血瘀，痰浊阻滞引起的多种心脏疾病。冠心病、风湿性心脏病后期，表现为心胸闷重如有物压、气短心烦等；肺源性心脏病表现为胸闷如窒，喘满心悸，胸廓如桶状，口唇暗紫；高原病表现为新上高原，气候恶劣，心胸闷重如有物压，口唇暗紫，心悸头晕。

·用于气逆痰厥。由于癫痫发作、精神错乱或中暑、中恶、中毒秽之气，导致突然昏厥、不省人事、痰涎壅盛、牙关紧闭、四肢逆冷、面白唇暗等症状，本药可起到芳香开闭、行气解郁的作用。

【服药方法】

大蜜丸每次口服1丸，水蜜丸每次2.4g，每日2次。对于神昏患者，家人可速将药物掺水研磨呈稀糊状，然后从患者的一侧口角处频频灌服。

【注意事项】

·孕妇及其他有出血倾向的患者忌服。

·在开始用药时，个别患者会出现胃肠道不适反应，如胃痛、咽痛、面部皮疹等轻微副作用，一般在继续用药后会消失。

·神志昏迷，四肢冰冷，额头冷汗，手撒遗尿的虚脱型患者不宜服用本药。

## 速效心痛滴丸（气雾剂）

【组成】牡丹皮、川芎、冰片等。

【功效】清热凉血，活血止痛。

【临床应用】

用于血热瘀阻之轻、中度胸痹症，主要表现为心胸闷热、灼痛，心悸、烦热，口干、口渴，便秘，舌红苔黄，脉弦数。本药能明显改善冠心病、心绞痛血热瘀阻所导致的症状。

【服药方法】

·滴丸舌下含服，一次3～9丸，每日3次。

·急性发作时，滴丸舌下含服12～18丸，或以气雾剂舌下喷雾吸用，每次吸1～3下。

【注意事项】寒凝血脉型胸痹心痛者，不宜选用本品喷雾剂或滴丸。

## 心痛宁喷雾剂（滴丸）

【组成】肉桂、川芎、香附（醋炙）等。

【功效】温通散寒，理气止痛。

【临床应用】

· 主要用于偏寒型轻、中度胸痹心痛，其症状表现为猝然心胸疼痛，痛处固定，遇寒发作，周身寒冷，手足不温，舌色暗苔白，脉沉紧。

· 心血瘀阻型冠心病患者亦适用。

· 喷雾剂弥散速度快，便于口腔黏膜的吸收。此剂型已考虑到冠心病患者的特殊性，危急关头不必拘泥辨证而尽可使用。待病情稍缓，再做进一步的治疗。

【服药方法】

· 喷雾剂使用方法为舌下喷雾吸入，一次喷吸 3 ~ 5 下，痛时喷用。

· 滴丸使用方法为舌下含服，一次 3 ~ 9 丸，每日 3 次，急性发作时 12 ~ 18 丸。

【注意事项】

· 喷雾剂多在危急中使用，易挥发，应注意妥善保管，更应关注产品的质量、有效时间及生产厂家的信誉。

· 本品温通辛散，阴血亏虚及血热瘀阻者不宜常用，孕妇慎用。

## 宽胸气雾剂

【组成】细辛油、檀香油、高良姜油、荜茇油、冰片等。

【功效】理气止痛。

【临床应用】

· 适合气滞心胸型冠心病、心绞痛，表现为心胸发闷，隐隐作痛，但痛处不固定，一般多由于心情过度激动继而气血不畅所致。

·本品用于缓解心绞痛，疗效甚佳。

【服药方法】心绞痛发作时，将瓶倒置，喷口对准口腔，连续喷 2 ～ 3 次。

【注意事项】

·宽胸气雾剂由药物的挥发油制成，易挥发，切勿受热，避免撞击。

·本药辛温，故阴血亏虚者不宜使用。


## 冠心安口服液

【组成】川芎、延胡索（醋炙）、田七、茯苓、桂枝、柴胡、珍珠母、首乌藤、野菊花、冰片、牛膝等。

【功效】宽胸行气，益气活血。

【临床应用】

·用于冠心病、心绞痛及其他心脏病所引起的胸痛、憋气、心悸、气短、乏力、心力衰竭等证，尤其适合于气滞心胸型冠心病、心绞痛，具体表现为心胸发闷，隐隐作痛，但痛处不固定，一般多由于心情过度激动继而气血不畅所致。

·对于冠心病、心绞痛合并高血压患者症见面红目赤、头痛、头晕者亦很适宜。

【服药方法】口服，一次 1 支，每日 2 ～ 3 次。本药正常时可有少量沉淀物，为中药的有效成分，用时摇匀即可。

【注意事项】

·孕妇慎用。

·本药含有微量糖分，对于血糖控制不理想的患者，服用本药时应遵医嘱。

## 虚证冠心病常用中成药

### 活血通脉片

【组成】田七、丹参、川芎、冰片、石菖蒲、人参、桃仁、红花、赤芍、郁金、降香、木香、鸡血藤、陈皮、枸杞子、黄精（酒炙）、麦冬等。

【功效】益气活血，强心镇痛。

【临床应用】

• 用于冠状动脉硬化引起的心绞痛，尤其适合于心气不足、瘀血作痛型心绞痛。对于胸闷胸痛、心悸、气短、懒言，舌质紫暗有瘀斑，脉弦涩者更为有效。

• 对于老年高脂血症、糖尿病心肌缺血、中风的防治亦有很好的效果。

• 本品保护心肌细胞的作用较显著，且使用安全，可作为冠心病的常规预防药物。

【服药方法】口服，一次 5 片，每日 3 ~ 4 次。可遵医嘱长期服用。

【注意事项】孕妇慎服。

### 参芍片

【组成】人参、白芍等。

【功效】活血化瘀，益气止痛。

【临床应用】

• 适用于冠心病，气虚阴虚者兼见血瘀型所致的胸闷、胸痛、心悸、气短等症。本品活血化瘀，扶正固本，标本兼顾，治疗冠心病的效果肯定。此外，本品还适合于多数老年冠心病患者的体质。

• 适用于心胸隐痛，动则头晕、心悸、乏力、气短等心力衰竭、心律失常者。

• 适用于糖尿病合并心肌供血不足者。此类患者表现为心胸隐痛，动则头晕心悸、气短乏力、纳呆食少、大便时干时稀、肢体麻木等。

【服药方法】口服，一次 4 片，每日 2 次。

【注意事项】

·妇女经期及孕妇慎用。

·寒凝血脉型心肌梗死、心绞痛者，使用本品效果不明显，应选择苏合香丸、冠心苏合丸。

## 康尔心胶囊

【组成】田七、人参、麦冬、丹参、枸杞子、何首乌、山楂等。

【功效】益气活血，滋阴补肾。

【临床应用】

·适用于冠心病，心绞痛，症见心胸隐痛时作、胸闷、心悸、气短乏力、倦怠懒言、舌红少苔、脉沉细。本品能有效缓解或消除心绞痛的症状，缩短心绞痛的持续时间，减少心绞痛的发作次数，且用药后，硝酸甘油总停减率为 63.2%。

·适用于高血压、高脂血症，表现为头晕、耳鸣、腰酸肢麻、乏力、失眠、健忘、手足心热、口干口苦、夜间盗汗。

·适用于气阴亏虚型糖尿病心脑血管患者的恢复性调理，可改变心脑血管缺血缺氧的状况，防止糖尿病并发症的产生。

【服药方法】口服，一次 4 粒，每日 3 次。

【注意事项】

·实邪痰热、阳虚阴寒内盛者，不宜服用。

·忌油腻、生冷食物。

## 营心丹

【组成】人参、人工牛黄、冰片、丁香、肉桂、蟾酥（酒炙）、猪胆粉等。

【功效】养心通脉，镇静止痛。

【临床应用】

·适用于心气不足、心阳亏虚引起的冠心病，症见心胸隐痛、动则加重、心悸、乏力自汗、面色不华、四肢欠温、舌淡暗或有齿痕、脉虚细缓。

·适用于心气不足、心阳亏虚引起的心律失常，症见心悸不安、心胸隐痛、动则乏力自汗、面色不华、四肢欠温、脉结代。

·适用于肺源性心脏病之心气不足、心阳亏虚型，症见心悸不安、喘憋胸闷痛、张口抬肩气不接续、面色不华、四肢欠温、舌淡暗、脉虚细缓。

【服药方法】早、晚饭后用温开水送服或含服，一次 1～2 粒，每日 2 次。

【注意事项】

·本品含强心成分蟾酥，超量服用有毒，可引起心律不齐，故须按医嘱服用。

·孕妇及小儿禁服。

·个别患者会出现胃肠道不适反应，以及咽痛、面部皮疹等轻微副作用。

## 太子保心口服液

【组成】太子参、人参、丹参、麦冬、五味子、川芎、檀香、桔梗等。

【功效】益气养阴，活血通脉。适用于气阴两虚，心脉瘀阻所引起的冠心病稳定型劳累性心绞痛，同时对心动过速、失眠、神经衰弱属于气阴虚者亦有效。

【临床应用】

· 适用于气阴两虚、心脉瘀阻所引起的冠心病稳定型劳力性心绞痛，症见胸痛、胸中憋闷、心悸、气短、乏力、脉沉细等。

· 适用于心律失常及心功能不全所导致的神疲懒言、头晕乏力、心悸气短、心烦失眠等症。

· 特别适合于糖尿病合并心肌供血不足，症见心胸隐痛，动则头晕心悸、气短乏力、口干消渴、食欲不振、大便时干时稀无规律、皮肤燥痒、夜寐欠安等。

· 适用于某些神经症，如神经衰弱、焦虑、顽固性失眠的长期调养。

· 年老体虚之冠心病患者久服，不仅使冠心病症状得到有效控制，而且可增强抵抗力，减少感冒、咳嗽等并发症。

【服药方法】口服，一次1支，每日3次。

【注意事项】寒凝心脉型心绞痛发作者，服用此药效果不明显，应选择冠心苏合丸类。

# 冠心病中医外治疗法

## 冠心病的针推疗法

针灸、推拿疗法是以毫针、艾绒或手法等刺激工具，作用于人体的某些特定位置，通过腧穴、经络的作用，以调和气血、疏通经络、调整脏腑功能，调节身体虚实状态，调动人体内在抗病能力，以达到防治疾病目的的一种治疗方法。在冠心病治疗方面，临床上常用的方法主要包括毫针、艾灸、拔罐、皮肤针、耳穴、推拿等。

### 冠心病针推疗法的治病机制

#### 调和阴阳

人体在正常的情况下，保持着阴阳相对平衡的状态。如果因七情六淫等因素使阴阳的平衡遭到破坏，就会导致"阴胜则阳病，阳胜则阴病"等病理变化，从而产生"阳盛则热，阴盛则寒"等临床证候。冠心病在中医学属"胸痹"范畴，其发病的关键，以胸阳素虚为主，阴寒之邪乘虚而袭，致使胸阳痹阻，脉络失和而发病。

针灸、推拿疗法的关键就在于，根据证候的属性来调节阴阳的偏盛偏衰，使身体转归于"阴平阳秘"的平衡状态，恢复正常的生理功能，从而达到治愈疾病的目的。

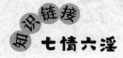

## 七情六淫

七情，包括喜、怒、忧、思、悲、恐、惊7种，是人体对客观事务所作出的不同的情志反应。

六淫，是风、寒、暑、湿、燥、火6种外感病邪的统称。

### 扶正祛邪

扶正，就是扶助抗病能力；祛邪，就是祛除致病因素。疾病的发生、发展及其转归的过程是正气与邪气相互斗争的过程，生病总是正气处于相对劣势而造成的。

如果正气旺盛，邪气就不足以致病；假使正气虚弱，邪气就会乘虚侵入。如胸痹症中，虚寒证、痰浊证的发病，就是在胸阳不振的基础上，阴寒之邪乘虚内侵，寒凝气滞，导致痹阻胸阳，又或是因为饮食不当，伤及脾胃，导致脾胃运化功能失常，痰浊内生，阻遏胸阳，发为本病。既病之后，身体仍然会不断地产生相应的抗病能力，与致病因素做斗争。若正能胜邪，则邪退而病向愈；若正不敌邪，则邪进而病恶化。

针灸、推拿疗法治病，就是发挥其扶正祛邪的作用，辅助身体的抗病能力，一来扶助正气，二来祛除邪气，从而保证疾病趋向治愈的良性转归。一般来说，针推补法和艾灸有扶正的作用，针推泻法有祛邪的作用，但在具体运用时，必须结合腧穴的特殊性来考虑。

### 疏通经络

人体的经络，内属脏腑，外络于肢节。十二经脉的分布，阳经在四肢之表，属六腑，阴经在四肢之里，属五脏。通过与十五络的联系，十二经脉沟通表里，组成了气血循环的通路，它们内溉脏腑，外濡腠理，维持着人体正常的生理功能。

就病理而言，某些疾病的由来，也是因为某些致病因素，导致经络脏腑的气血偏虚、偏实的结果。如胸痹的血瘀证型，就是因为病久阴寒与痰浊不化，气滞血瘀，痹阻胸阳所致。治疗时，需根据经络与脏腑在生理、病理上相互影响的机制，取俞募穴及任脉、手少阴经穴，用泻法针推，通其经脉，调其气血，从而达到行气活血、疏通经络、消除病理因素、治愈疾病的目的。

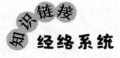

### 知识链接

## 经络系统

经络系统由经脉和络脉组成，其中经脉包括十二经脉、奇经八脉，以及附属于十二经脉的十二经别、十二经筋、十二皮部；络脉包括十五络脉和难以计数的浮络、孙络等。

### 治疗机制

研究认为，针刺治疗冠心病的机制主要有以下几个方面。

通过心电图、超声心动图能观察到，针刺可使心绞痛或心肌缺血状态下的心排血量增加，心肌收缩力加强，左室顺应性与舒张期终末压改善，心率减慢，从而使左心功能得以改善。

针刺可以改善冠心病患者外周微循环（甲皱）、冠状动脉循环、脑循环等。此外，针刺能够动员心肌缺血区侧支循环储备，促进梗死地区远端吻合支血管开放，以便将血供给缺血区，从而使得心肌梗死范围缩小。

急性心肌缺血时，针刺对线粒体崤缺氧变化的恢复有明显的促进作用，有利于氧化磷酸化的进行，从而加速因缺血导致损伤心肌的恢复。

针刺可调整心肌梗死患者的血浆 cAMP、cGMP 含量及比值（cAMP、cGMP 是细胞功能的重要调节物质，在细胞代谢及多种生理效应的体现中具有关键作用。许多资料表明，神经递质的传递、基因表达、激素调节、免疫反应以及细胞的增殖和分化均与 cAMP 和 cGMP 有关）。

针刺对冠状动脉斑块的形成有一定的抑制作用，与穴位的相对特异性作用机制有关。

## 冠心病针推疗法治疗处方

临床上的针推处方，主要包括三大要素，即穴位、操作（刺灸法、推拿法等）和疗程。

### 选择腧穴

穴位选择是否精当，直接关系着针推治疗的效果，故在确定相应的处方穴位时，应该遵循基本的选穴原则和配穴方法。

### 选穴原则

根据中医学基本理论，针推疗法选取腧穴需要遵循的基本法则包括近部取穴、远部取穴和辨证选穴、对症选穴。

近部取穴、远部取穴是主要针对病变部位而确定的选穴原则，辨证选穴、对症取穴则是针对疾病表现出来的症候或症状而选取腧穴的选穴原则。

#### 1. 近部取穴

就是在病变局部和距离经络较接近的范围内选取穴位的方法，是腧穴局部治疗作用的体现，即"腧穴所在，主治所在"。如冠心病，膻中、厥阴俞等穴应用较广泛。

### 2. 远部取穴

就是在病变部位所属和相关的经络上，距离经络较远的部位选取穴位的方法，是"经脉所过，主治所及"治疗规律的体现。如冠心病，取手少阴心经的神门穴，是远部取穴的具体运用。

### 3. 辨证选穴

就是根据冠心病的证候特点，分析病因病机而辨证选取穴位的方法，如血瘀型冠心病，可酌选膈俞、阴郄穴等。

### 4. 对症选穴

根据疾病的特殊症状而选取穴位的原则，是腧穴特殊治疗作用及临床经验在针灸处方中的具体运用，如冠心病心绞痛，可选巨阙、至阳等穴。

### 配穴方法

就是在选穴原则的指导下，针对疾病的病位、病因病机等，选取主治作用相同或相近，或对于治疗疾病具有协同作用的腧穴进行配伍应用的方法。临床上穴位配伍的方法很多，总体可归纳为两大类，即按经脉配穴法、按部位配穴法。

### 1. 按经脉配穴法

即以经脉或经脉相互联系为基础而进行穴位配伍的方法，主要有以下几种方法。

（1）**本经配穴法**：指当某一脏腑、经脉发生病变时，选择该脏腑、经脉的腧穴配成处方。如气滞型冠心病，可在手少阴心经上选取该经的通里配伍少海穴。

（2）**表里经配穴法**：以脏腑、经脉的阴阳表里配合关系为依据的配穴方法，即当某一脏腑经脉发生疾病时，取该经和其相表里的经脉腧穴配合成方。

（3）**同名经配穴法**：是基于同名经"同气相通"的理论，将手足同名经的腧穴相互配合的方法。如阴虚型冠心病，可取手少阴心经的通里穴，配足少阴肾经的太溪穴。

**2. 按部位配穴法**

结合身体上腧穴分布的部位，进行穴位配伍的方法，主要有以下几种方法。

（1）上下配穴法：将腰部以上或上肢腧穴和腰部以下或下肢腧穴配合应用的方法，这一方法在临床上应用较为广泛。如痰浊型冠心病，可上取内关穴，下取足三里穴，用灸法。

（2）前后配穴法：将人体前部和后部的腧穴配合应用的方法，主要指将胸腹部和背腰部的腧穴配合应用。如血瘀型冠心病，可前取巨阙穴，后取膈俞穴。

（3）左右配穴法：将人体左侧和右侧的腧穴配合应用的方法，它是基于人体十二经脉左右对称分布和部分经脉左右交叉的特点总结而成的，以便于加强腧穴的协同作用。如冠心病心绞痛，可选双侧郄门、心俞穴等。

以上介绍的选穴原则和常见的几种配穴方法，在临床应用时要灵活掌握，一个针灸处方往往是几种选穴原则和多种配穴方法的综合运用。

**操作方法**

如刺灸法、推拿法等，是针推处方的第二组成要素，具体包括治疗方法、施术方法、刺激程度和治疗时机的选择等。

（1）治疗方法：根据冠心病患者具体情况，选择适合的治疗手段，如是使用毫针疗法、灸疗法，还是拔罐疗法、皮肤针疗法，又或是采用推拿疗法等，均应事先说明。

（2）施术方法：当确立了疗法后，要对该疗法的操作进行说明，如毫针疗法用补法还是泻法，艾灸用温和灸还是瘢痕灸等。尤其是对于处方中的部分穴位，当针刺操作的深度、方向等不同于常规方法时，要特别强调。

此外，进行针刺或推拿治疗，每日 1 次还是每日 2 次，应根据患者的具体情况而定。

（3）刺激程度：针灸治疗冠心病，必须达到一定的刺激程度，才能显示其治疗作用。临床上刺激程度的构成，一般以刺激量的强弱为主要因素，同时还要积累一定的刺激时间。刺激的强弱一般可以从患者对针刺感应的轻重反映出来，但是不同的疾病、不同的穴位、不同的体质，对针刺刺激的反应往往不同。比如，毫针刺激强度可分强刺激、中刺激和弱刺激 3 种，进行运针治疗时，原本应该是强刺激，但患者却毫无强刺激的应有感应。又或者运针时并非强刺激，但患者却有强烈感应。

所以，刺激强度的标准应根据使用手法和患者反应相结合来区分。一般而言，病情重的、病势较急的，刺激宜强些，刺激量宜大些；病情轻的、病势较缓的，刺激宜弱些，刺激量宜小些。

（4）治疗时机：治疗时机可提高针灸疗效，临床上针灸治疗冠心病在时间上有极其重要的意义，针灸治疗开始的时间越早越好。因此，只要患者神志清醒，生命体征平稳即可开始，这样也能大大提高针灸的疗效。

## 确定疗程

针灸治疗冠心病必须有一定的疗程，而疗程的长短要视患者病症的新久和虚实来决定。一般而言，急性病疗程较短暂，慢性病疗程较长；病情轻浅者疗程短，病情深重者疗程长。

疗程短者，有的甚至不必以疗程计，治疗数次就痊愈了。须较长时间治疗的病症，则须根据病情的性质、轻重去拟定疗程，或半个月为一疗程，或 1 个月为一疗程，或 3 个月为一疗程不等。临床上，一般情况下以治疗 7 ～ 14 次为一疗程，每一疗程之后可以休息 3 ～ 5 天，或每周治疗 5 ～ 6 天休息 1 ～ 2 天，然后再进行第二疗程，直到病愈为止。

**注意事项**

针灸治疗冠心病在临床上有确切的疗效，据相关资料报道可高达80%以上。冠心病的发病率逐年升高，因此针灸治疗冠心病具有非常重要的临床意义。治疗时，选穴应精当，刺激要适中，中病即止，观察后再继续治疗。此外，针灸、推拿治疗还应当配合其他中西药方法。

**1. 心绞痛治疗重点**

冠心病心绞痛发作期，治疗重点在于通阳开窍，疏调经脉，理气宽胸。选取内关、心俞、膻中、通里、厥阴俞、肩井、间使、郄门、足三里等穴位可获效，针法宜泻，膻中、肩井穴用艾灸之。这一方法对止心前区痛有着药物所不能替代的独特效果。

**2. 救治急性心肌梗死**

针灸治疗心绞痛的效果优于心肌梗死，治疗陈旧性心肌梗死的效果优于急性心肌梗死。但在紧急情况下，不应排除中西医结合治疗，或其他各种有效的抢救处理措施。如在急性心肌梗死开始的10天之内，约有75%的患者有心律失常，25%的患者有严重心律失常，对这些急性心肌梗死并发心律失常的患者，应尽量早期诊断、及早处理。

此时，针灸治疗若应用得法，可以有效控制急性心肌梗死的发生、发展，并显著降低病死率。此外，针灸对老年隐匿型冠心病、冠状动脉痉挛的治疗，以及防治冠心病猝死均有十分重要的意义。

**3. 老年心绞痛发作**

老年人心绞痛发作时，疼痛症状多不典型或不明显，大多数老年人会出现面色苍白、出冷汗、头晕、胸闷等症状。发作结束后，老人还会有疲乏无力感，并且这一症状可能会持续数日。这一现象表明，老年人心绞痛整体性的"本虚"，即心气、心阳不足不可忽视。因此，老年冠心病患者应注意善后调理，加强心气、心阳的充实。

老年人心血管系统的明显退行性变化，使得老年人仅在静息时心排血量较低，而且代偿的心率增加也十分有限，加上体内儿茶酚胺浓度较低和心脏组织中儿茶酚胺受体减少等复杂的神经－内分泌因素，使得老年人心力储备降低，当遭遇劳累、感染、贫血、高热、激动时，易使心脏负荷急剧增加，从而诱发心绞痛、心力衰竭，或病愈后再度发病。

心绞痛的复发，本质上是虚的缘故。故而，在心绞痛的后期、恢复期及复发时，应取具有强壮作用的穴位，进行少量艾灸，意在"少火生气"，振奋心气心阳，巩固疗效。

### 4. 注意中医辨证分型

有学者认为，冠心病的分型与并发症的种类有关，如标实证中以痰浊、瘀血为主，临床表现就会以高脂血症、高血压、血清酶水平升高（病理产物的积蓄）的并发症为多见；本虚证中以五脏阴阳气血虚为主，临床表现就会以心律失常、心力衰竭为常见并发症。了解这一点，对于疾病的发展、治疗及转归的预测，都是有所裨益的。

中医辨证分型的本质划定了阴、阳、气、血的病理阶段，而病理状态下的阴、阳属性与发病时辰有密切关系。有学者报道，心肌梗死者在寅、卯、辰这三个时辰的发病率最高。这表明时辰因素在本病防治中有积极意义。

## 冠心病针推疗法治疗常用穴位

腧穴是人体脏腑经络之气输注于体表的部位，通常称为穴位，共分为十四经穴、奇穴和阿是穴三大类。其中十四经穴简称经穴，是腧穴的主要部分，即分布于十二经脉及任、督二脉上的腧穴，这些穴位除了具有主治本经病证的共同作用，对某些病证还具有特殊的治疗作用。下面介绍与冠心病治疗有关的常用腧穴。

## 手太阴肺经

### 中府

【位置】在胸前壁的外上方，云门穴下1寸，平第1肋间隙，距前正中线6寸。

【定位】男性或未婚女性的乳头外侧旁开2横指，往上直推3条肋骨处即是。

### 尺泽

【位置】在肘横纹中，肱二头肌腱桡侧凹陷处。

【定位】患者手掌朝上方微屈其肘部，触及肘弯里肱二头肌腱的外侧，与肘横纹的交点即是。

### 太渊

【位置】在腕掌侧横纹桡侧，桡动脉搏动处。

【定位】患者伸手置台面，掌心向下，手掌后拇指所在侧（桡侧），可触及一小圆骨（大多角骨）的外侧（桡侧）下缘，当掌后第1横纹有脉搏搏动处即是。

### 鱼际

【位置】在手拇指本节（第1掌指关节）后凹陷处，约当第1掌骨中点桡侧，赤白肉际处。

【定位】屈肘掌心朝上，微握拳，腕关节稍向下屈曲，在第1掌骨中点之掌侧赤白肉际（即手掌面与背面交界处）处即是。

## 手阳明大肠经

### 合谷

【位置】在手背，第 1、2 掌骨间，当第 2 掌骨桡侧的中心处。

【定位】患者拇、示指张开，使虎口拉紧，另一手的拇指关节横纹压在虎口上，拇指关节向前弯曲压在对侧的拇、示指指蹼上，拇指指尖所指处即是。

### 曲池

【位置】在肘横纹外侧端，屈肘，当尺泽与肱骨外上髁连线中点。

【定位】患者横肱掌心朝上，屈肘成 90° 角，肘关节桡侧，肘横纹头即是。

## 足阳明胃经

### 人迎

【位置】在颈部，结喉旁，当胸锁乳突肌的前缘，颈总动脉搏动处。

【定位】摸颈部动脉搏动之内侧缘，平喉结处即是。

### 天枢

【位置】在腹中部，脐中旁开 2 寸。

【定位】由肚脐正中水平旁外 2 横指（示、中指，同身寸）处即是。

### 足三里

【位置】在小腿前外侧，当犊鼻穴下 3 寸，距胫骨前缘旁开 1 横指（中指）。

【定位】屈膝成 90° 角，由外膝眼（犊鼻）往下 4 横指，小腿两骨（胫、腓骨）之间，距胫骨约 1 横指处即是。

## 丰隆

【位置】在小腿前外侧，当外踝上 8 寸，距胫骨前缘 2 横指（中指）。

【定位】犊鼻穴与外踝尖连线的中点，条口穴外开 1 横指。

## 足太阴脾经

### 公孙

【位置】在足内侧缘，当第 1 跖骨基底的前下方。

【定位】正坐垂足或仰卧位，由足大指内侧后一关节（第 1 跖趾关节）往后用手推有一弓形骨，弓形骨后端下缘的凹陷（第 1 跖骨基底内侧前下方）即是。

## 三阴交

【位置】在小腿内侧，足内踝尖上 3 寸，胫骨内侧缘后方。

【定位】患者手四指并拢，小指下边缘紧靠内踝尖上，示指上缘所在水平线在胫骨后缘的交点即是。

## 阴陵泉

【位置】在小腿内侧，胫骨内侧踝后下方凹陷处。

【定位】患者取坐位，用拇指沿小腿内侧骨内缘（即胫骨内侧）由下往上推，至拇指抵膝关节下时，胫骨向内上弯曲之凹陷处即是。

## 血海

【位置】屈膝，在大腿内侧，髌底内侧端上2寸，当股四头肌内侧头的隆起处。

【定位】正坐位，屈膝成直角，医生面对病者，用手掌按在病者膝盖骨上（左手放右侧，右手放左侧），掌心对准膝盖骨顶端，拇指向内侧，拇指指尖所指处即是。

## 手少阴心经

## 极泉

【位置】上肢外展，在腋窝顶点，腋动脉搏动处。

【定位】患者上肢外展平伸，腋窝中央有动脉搏动，其内侧即是。

## 少海

【位置】正坐，屈肘，在肘横纹内侧端与肱骨内上髁连线的中点处。

【定位】屈肘成直角，肘横纹内侧端与肱骨内上髁连线的中点即是。

## 灵道

【位置】正坐，掌心朝上，在前臂掌侧，当尺侧腕屈肌腱的桡侧缘，腕横纹上1.5寸。

【定位】掌心朝上，手掌小鱼际小角有一突起圆骨，其后缘向上可摸到一条大筋，沿着这条大筋之外侧缘（桡侧）向上2横指（示、中指）处即是。

## 通里

【位置】正坐，掌心朝上，在前臂掌侧，尺侧腕屈肌腱的桡侧缘，腕横纹上1寸。

【定位】掌心朝上，手掌小鱼际小角有一突起圆骨，其后缘向上可摸到一条大筋，沿着这条大筋之外侧缘（桡侧）向上1横指（拇指）处即是。

## 阴郄

【位置】正坐，掌心朝上，在前臂掌侧，尺侧腕屈肌腱的桡侧缘，腕横纹上0.5寸。

【定位】掌心朝上，手掌小鱼际小角有一突起圆骨，其后缘向上可摸到一条大筋，沿着这条大筋之外侧缘（桡侧）向上半个拇指处即是。

## 神门

【位置】正坐，掌心朝上，在腕部，腕掌侧横纹尺侧端，尺侧腕屈肌腱的桡侧凹陷处。

【定位】掌心朝上，手掌小鱼际上角有一突起圆骨，其后缘向上可扪及一条大筋，这一大筋外侧缘（桡侧缘）与掌后腕横纹的交点即是。

## 少府

【位置】正坐，在手掌面，第4、5掌骨间，握掌时手小指指尖处。

【定位】握掌时，手小指指尖所在处即是。

## 少冲

【位置】正坐，在手小指末节桡侧，距指甲角0.1寸。

【定位】掌心向下，伸直小指，沿手小指指甲基底部和桡侧缘各作一直线，两线的相交处即是。

## 手太阳小肠经

### 少泽

【位置】在手小指末节尺侧，距指甲角 0.1 寸（指寸）处。

【定位】掌心向下，伸直小指，沿手小指指甲基底部和尺侧缘各作一直线，两线的相交处即是。

### 后溪

【位置】在手掌尺侧，微握拳，小指本节（第 5 掌指关节）后的外侧掌横纹头赤白肉际。

【定位】掌心朝上，握拳，第 5 掌指关节后，有一皮肤皱襞起，其尖端即是。

### 养老

【位置】在前臂背面尺侧，尺骨小头近端桡侧的凹陷中。

【定位】手掌心先向下伏于台面，另一手示指捺在尺骨小头最高点，然后顺时针转动手掌，使掌心对胸，另一手指遂尺骨小头滑动而摸至骨头边缘，其所指处即是。

## 足太阳膀胱经

### 肺俞

【位置】在背部，第 3 胸椎棘突下，旁开 1.5 寸。

【定位】低头，颈背部交界处椎骨有一高突，并能随颈部左右摆动而转动者即是第7颈椎，其下为大椎穴。由大椎穴再向下推3个椎骨，该椎骨棘突之下旁开后正中线示、中2横指处即是。

## 厥阴俞

【位置】在背部，第4胸椎棘突下，旁开1.5寸。

【定位】低头，颈背部交界处椎骨有一高突，并能随颈部左右摆动而转动者即是第7颈椎，其下为大椎穴。由大椎穴再向下推4个椎骨，该椎骨棘突之下旁开后正中线示、中2横指处即是。

## 心俞

【位置】在背部，第5胸椎棘突下，旁开1.5寸。

【定位】平双肩胛骨下角的椎骨为第7胸椎，由此椎骨往上推2个椎骨即为第5胸椎，其棘突下旁开示、中2横指处即是。

## 膈俞

【位置】在背部，第7胸椎棘突下，旁开1.5寸。

【定位】平双侧肩胛骨下角的椎骨为第7胸椎，由其椎骨棘突下旁开示、中2横指处即是。

## 肝俞

【位置】在背部，第9胸椎棘突下，旁开1.5寸。

【定位】与两肩胛骨下角连线相平的椎骨为第7胸椎，从此椎骨往下推2个椎骨即为第9胸椎，其棘突下旁开示、中2横指处即是。

## 脾俞

【位置】在背部，第11胸椎棘突下，旁开1.5寸。

【定位】平肩胛骨下角的椎骨为第7胸椎，由此椎骨往下推到第4个椎体即为第11胸椎，从其棘突下旁开示、中2横指处即是。

## 肾俞

【位置】在腰部，第2腰椎棘突下，旁开1.5寸。

【定位】由脐正中做线环绕身体一周，该线与后正中线的交点即为第2腰椎，由其棘突下旁开示、中2横指处即是。

## 膏肓

【位置】在背部，第4胸椎棘突下，旁开3寸。

【定位】依大杼穴取穴法先确定第7颈椎，由该椎骨往下推4个椎骨即为第4胸椎，此椎骨棘突下旁开4横指处即是。

## 神堂

【位置】在背部，第5胸椎棘突下，旁开3寸。

【定位】依大杼穴取穴法先确定第7颈椎，由该椎骨往下推5个椎骨即为第5胸椎，此椎骨棘突下旁开4横指处即是。

## 委中

【位置】在腘横纹中点，股二头肌腱与半腱肌肌腱的中间。

【定位】俯卧，微屈膝，腘窝横纹正中央，两筋之间即是。

## 昆仑

【位置】在足部外踝后方，当外踝尖与跟腱之间的凹陷处。

【定位】正坐位垂足着地或俯卧位，经外踝尖作一水平线与跟腱外侧的相交，外踝尖与该交点的连线中点即是。

## 足少阴肾经

### 涌泉

【位置】在足底部，卷足时足前部凹陷处，约足底第2、3趾趾缝纹头端与足跟连线的前1/3与后2/3的交点上。

【定位】仰卧，五趾跖屈，再屈足掌，于足跖心前部正中凹陷处即是。

### 太溪

【位置】在足内侧，内踝后方，跟腱与内踝尖之间的凹陷处。

【定位】正坐或仰卧，由足内踝尖往后推至凹陷处（大约位于内踝尖与跟腱间之中点）即是。

### 照海

【位置】在足内侧，内踝尖下方凹陷处。

【定位】正坐，于内踝尖垂线与内踝下缘平线之交点向下之凹陷处。

## 手厥阴心包经

### 天池

【位置】在胸部，第4肋间隙，乳头外1寸，前正中线旁开5寸。

【定位】仰卧，乳头水平向外旁开1横指（拇指）。

## 曲泽

【位置】在肘横纹中，肱二头肌腱的尺侧缘。

【定位】掌心朝上，微屈肘，在肘关节可摸及一大筋，大筋的内侧与肘横纹之交点即是。

## 郄门

【位置】在前臂掌侧，曲泽与大陵的连线上，腕横纹上5寸。

【定位】伸臂掌心朝上微屈腕，在掌后第1横纹上可见两条大筋，取前臂（掌侧面）中点（即肘横纹与腕横纹之中点），再向下1横指，当此两筋处即是。

## 间使

【位置】在前臂掌侧，曲泽与大陵的连线上，腕横纹上3寸，掌长肌腱与桡侧腕屈肌腱之间。

【定位】掌心朝上，微屈腕关节，从掌后第1横纹上4横指，两条大筋之间处即是。

## 内关

【位置】在前臂内侧，曲泽与大陵的连线上，腕横纹上2寸，掌长肌腱与桡侧腕屈肌腱之间。

【定位】伸臂掌心朝上，微屈腕关节，从掌后第1横纹正中直上2横指，掌长肌腱与桡侧腕屈肌腱之间即是。

## 大陵

【位置】在腕掌横纹的中点处，掌长肌腱与桡侧腕屈肌腱之间。

【定位】伸臂掌心朝上，在掌后第1横纹上，当出现两筋（掌长肌腱与桡侧腕屈肌腱），其两者之间即是。

## 中冲

【位置】手中指末节尖端的中央。

【定位】掌心朝上，于中指尖的中点，距指甲游离缘约0.1寸处即是。

### 手少阳三焦经

### 中渚

【位置】在手背部，环指本节（掌指关节）的后方，第4、5掌骨间凹陷处。

【定位】握拳俯掌，在手背第4、5掌骨头之间，掌指关节后方凹陷处即是。

## 外关

【位置】在前臂背侧，阳池与肘尖的连线上，腕背横纹上2寸，尺骨与桡骨之间。

【定位】立掌，腕背横纹中点直上2横指，前臂两骨头之间处即是。

## 支沟

【位置】在前臂背侧，阳池与肘尖的连线上，腕背横纹上3寸，尺骨与桡骨之间。

【定位】掌背横纹中点上 4 横指，前臂的桡、尺骨之间即是。

## 足少阳胆经

### 风池

【位置】在项部，枕骨之下，与风府相平，胸锁乳突肌与斜方肌上端之间的凹陷处。

【定位】俯伏坐位，操作者以拇、示指从枕骨粗隆两侧向下推按，当至枕骨下缘凹陷处与乳突之间，即斜方肌与胸锁乳突肌之间，用力按之有酸胀麻感处即是。

### 阳陵泉

【位置】在小腿外侧，腓骨头前下方凹陷处。

【定位】正坐，屈膝成直角，膝关节外下方，腓骨小头前缘与下缘交叉处有一凹陷即是。

### 悬钟

【位置】在小腿外侧，外踝尖上 3 寸，腓骨前缘。

【定位】正坐或侧卧，由外踝尖直上量 4 横指，腓骨前缘处即是。

## 足厥阴肝经

### 期门

【位置】在胸部，乳头直下，第 6 肋间隙，前正中线旁开 4 寸。

【定位】患者取仰卧位，由乳头直下，往下数2根肋骨处即是。

## 行间

【位置】在足背侧，当第1、2趾间，趾蹼缘的后方赤白肉际处。

【定位】足背内侧，第1、2趾间连接处的缝纹头即是。

## 太冲

【位置】在足背侧，第1跖骨的后方凹陷处。

【定位】足背，由第1、2趾间缝纹头向足背上推，至其两骨联合前缘凹陷中（约缝纹头上2横指）处即是。

## 任脉

### 关元

【位置】在下腹部，前下中线上，脐中下3寸。

【定位】肚脐直下4横指处即是。

### 气海

【位置】在下腹部，前正中线上，脐中下1.5寸。

【定位】肚脐直下2横指（示、中两指，约1.5寸）处即是。

### 神阙

【位置】在腹中部，脐中央。

【定位】脐的正中处即是。

## 中脘

【位置】在上腹部，前正中线上，脐中上 4 寸。

【定位】脐正中与胸骨体下缘两点之中央。

## 中庭

【位置】在胸部，前正中线上，平第 5 肋间隙。

【定位】胸剑结合部的中点。

## 膻中

【位置】在胸部，前正中线上，平第 4 肋间，两乳头连线的中点。

【定位】两乳头之间的中点。

## 督脉

### 命门

【位置】在腰部，后正中线上，第 2 腰椎棘突下的凹陷中。

【定位】直立，由脐中间做线环绕身体一周，该线与后正中线之交点即是。

### 至阳

【位置】在背部，后正中线上，第 7 胸椎棘突下凹陷中。

【定位】自然垂臂，平两肩胛骨下角的连线的脊椎为第 7 胸椎，其棘突下凹陷处即是。

## 神道

【位置】在背部，后正中线上，第 5 胸椎棘突下凹陷中。

【定位】自然垂臂，平两肩胛骨下角的连线的脊椎为第 7 胸椎，由此上推两个椎体即为第 5 胸椎，其棘突下凹陷处即是。

## 身柱

【位置】在背部，后正中线上，第 3 胸椎棘突下凹陷中。

【定位】自然垂臂，平两肩胛冈高点的水平线的脊椎为第 3 胸椎，其棘突下凹陷处即是。

## 大椎

【位置】在后正中线上，第 7 颈椎棘突下凹陷中。

【定位】坐位低头，可见项后上背部脊柱最上方的最高隆起，且能随颈部左右摆动而转动者即是第 7 颈椎，其下缘凹陷处即是。

## 百会

【位置】在头部，前发际正中直上 5 寸。

【定位】将耳郭向前折叠，此两耳尖连线的中点处。

## 水沟

【位置】在面部，人中沟的上 1/3 与下 2/3 的交点处。

【定位】把人中沟平分成三等份，上 1/3 与下 2/3 的交点处即是。

# 冠心病的针灸治疗

## 冠心病的毫针疗法

毫针法是指用毫针直接刺激人体的一定腧穴，以期达到防治疾病目的的一种方法。毫针法是针灸疗法中最基本、最常用的方法。

毫针为九针之一，针身较细而针尖锋利，其规格是以针身的长短和粗细确定的，临床上以长 25 ～ 75mm(1 ～ 3 寸)和直径 0.32 ～ 0.38cm(28 ～ 30 号)粗细者最为常用。

## 冠心病毫针疗法的基本概述

### 1. 进针方法

进针操作包括在选定的穴位上穿皮刺入一定深度和探找到适当的针感（得气）。古代和现代使用进针的形式颇多，综合起来，常用的有以下 3 种。

### （1）单手进针法

【操作】进行单手进针时，操作者押手（临床上，一般用右手持针操作，主要是拇、示、中指夹持针柄，其状如持笔，故右手称为刺手。左手抓、切、按、压所刺部位或辅助针身，故称左手为押手）的手指定穴后，以刺手的拇、示指指腹夹持毫针的针柄，中指指腹抵住针体下段，针尖对准压迹，将针迅速压入皮下后，再将针捻入肌层。

【优点】进针缓慢、针感柔和，容易探知针下的变化，是最易掌握针感的一种进针方法。

（2）提捏进针法

【操作】操作者用押手拇、示指的指腹将欲刺穴位的局部皮肤捏起，刺手以两指或三指持针法夹持毫针针柄并用力下压，针尖于皮肤捏起处捻转进针，直达穴位的深度。

【优点】简单易学，疼痛较轻，进针速度快，多用于皮肉浅薄部位，如面部等。

（3）舒张进针法

【操作】操作者的押手拇、示两指平放于穴位的皮肤上，两手指向两边分开撑紧，刺手拇、示指捏住针柄，中指扶住针体，迅速、准确地将毫针刺入其皮下，然后边捻边进将毫针刺入穴位的深度。

【优点】进针快而不痛，多用于精神紧张与怕针的患者，常用于皮肤松弛或有皱纹的部位。

**2. 针刺角度与深度**

毫针刺入的角度和深度，主要根据穴位的解剖位置和治疗目的而定。

（1）进针的角度：进针的角度是指针体与皮肤所形成的角度，一般分为直刺、斜刺和平刺3种。

直刺：即针与皮肤呈90°角垂直刺入，适用于肌肉较丰厚的部位，如内关、足三里等穴。

斜刺：即针体与皮肤呈45°角刺入，适用于关节腔或深层有重要脏器的部位，如至阳、心俞等穴。

平刺：即针体与皮肤呈10°～15°角刺入，适用于肌肉薄或穴位浅层下有脏器的部位，如百会、期门等穴。

（2）刺入的深度：针刺每个穴位的深度，虽然历代文献均有原则性的记载，但临床实际操作时，主要还应根据患者年龄的大小、体形的胖瘦、针刺的部位及病情需要而决定。一般来说，四肢部、臀部、腰骶部穴位，可以适当深刺；胸腹、项背、脊柱正中和有血管的部位则适宜浅刺，以免刺伤内脏或大血管，引起医疗事故。

### 3.出现疼痛的原因

在人体的表皮，末梢神经、血管分布较丰富，并杂有敏感的"痛点"；在肌层，血管纵横交错；在深层，有骨骼、脏器。针刺过程中出现疼痛，除刺法不当外，往往还与刺中敏感的末梢神经、血管或深层的骨骼、脏器有关，因此进针时必须密切注视针下情况。

（1）针刺表层：在皮肤表层针刺时出现的疼痛，往往是刺中微细血管与"痛点"，因此在选择刺入点时，除应注意避开显露的末梢血管外，可用针尖轻轻接触刺入点，无过敏性锐痛（如针尖触及即现锐痛，则示该处为"痛点"，可将针尖稍外移至无痛处），则可作为刺入点。

（2）针刺肌层：当针穿透表皮层进入肌层后，痛感极微，但如果突然出现较明显的胀痛或锐痛，多属刺中血管。应将针稍上提并转变刺入方向，当痛感消失后才表示已避开血管，可继续运针寻气。

（3）针刺深层：当运针至深层时，要密切注视以下两种情况。一是如针尖碰触硬物，其反应为锐痛，则表明针已刺进骨膜，应将针上提再运针；二是如刺入深层后原阻力骤减，往往是针已透入空腔（胸、腹或关节腔），要迅速将针退出，并密切观察患者，注视其病情变化，以便进行必要的随症处理。

### 4.行针方法

针刺不是简单地将毫针刺入便算完成，它是一项复杂、细致的技巧和医疗艺术，从进针、探找针感（寻气）、施用补或泻手法到退针，都有不同的操作手法。但具体操作时，常常综合使用这些操作手法，总的原则是"指力均匀，快慢结合（穿皮宜快，捻针宜慢），捻针流利，往返转动"。临床上主要的操作方法有以下几种。

（1）进：即将针从浅层刺入深层（包括穿皮、探找针感和施用补泻手法），操作时可缓慢捻进或迅速垂直刺入，主要根据病情和刺入部位而定。

（2）捻：即将针来回捻转，捻转是进针或退针常用的操作手法，同时也是催气和施用补泻的手法。一般来说，捻针角度不宜过大，且应往返回旋，以免引起疼痛和滞针。

（3）捣：即将针快速上下提插以增强刺激的操作方法。提插的幅度大、频率快，刺激量就大；反之，提插的幅度小、频率慢，刺激量就小。采用这种手法时，一要注意观察患者的病情反应，以免因刺激过强而引起晕针。二要注意刺入部位，如针刺部位有脏器时不应捣刺，以防刺伤脏器，引起不应有的事故，增加患者痛苦。

（4）刮：即用拇指指腹轻按压针柄顶端，以中指指甲沿针柄由下向上刮动。这种运针法刺激较轻，可作为留针期间增强针感的辅助手法，也可作为补或平补平泻手法的操作。适用于对针刺敏感的患者。

（5）弹：即用中指弹动针柄，多在进针有针感后或在留针期间使用。应用此法除可增强针感外，还可代替补或平补平泻的部分手法，适用于对针刺敏感的患者。

### 5. 得气

针刺得气，是指针刺医生将毫针刺入患者腧穴内，通过一定的手法操作，医生持针的手有针下沉紧的感觉，并可见针刺部位附近肌肉抽动，或经脉循行部位的肌肉、肢节跳动。同时，患者针刺部位产生酸、麻、重、胀的感觉，在局部或向远端肢节扩散，又称为针刺感应。

（1）针感和手感：得气主要包括两个方面的感觉。一是患者对进针后的针刺感觉，又称"针感"，操作者根据针感来掌握刺激的手法操作，以达到有效的刺激程度；二是操作者手指对毫针刺入皮肤以后的感觉，又称"手感"，操作者根据手感去寻找、调整针感，使针感达到治疗疾病所需要的程度。

（2）针下气至不显：针下气至不显，除要考虑取穴及刺法是否准确外，还要注意个体的差异性。一般而论，对体质弱、气血虚的患者，针下气至多迟而弱。如刺数穴，一部分得气，而另一部分无针感，这显然与取穴或刺法不当有关，应加以校正；但如果针下各穴皆无针感，且针下均虚，这种情况多见于气血虚衰或严重的病症，针灸对这类患者的疗效也较差。

通过临床实践的观察，虽然古人关于"气速效速，气迟效迟。气不至不治"的说法有一定根据，但也不是绝对的。如能从整体治疗观念出发，用积极的催气措施，促使脏腑经络气血功能的旺盛，就可以有效地带动病变的不利因素向有利的方向转化，掌握治疗上的主动权。

**6. 补泻**

针灸学的补泻手法，是刺法的一个总的概括。古代常用的手法中，单式补泻有捻转、徐疾、迎随、呼吸、开合；复式补泻有烧山火、透天凉、苍龟探穴、青龙摆尾、白虎摇头、赤凤迎源等，归纳起来主要还是从行针强度、频率和持续时间来区分。

（1）单式补泻手法：古代最常用的单式补泻手法有 3 种。

【捻转补泻法】

补法，即在进针得气的基础上，捻转时，拇指偏轻向前、示指向后（左转用力为主）者为补法。

泻法，反之，拇指偏重向后、示指向前（右转用力为主）者则为泻法。

【徐疾补泻法】

补法，即在进针得气的基础上，行针时持针手缓慢地将针从浅层向深层插进，然后轻快地将针上提（徐入疾出）为补法。

泻法相反，快速地用力将针从浅层向深层插进，再轻轻地将针慢慢上提（疾入徐出）为泻法。

【迎随补泻法】

补法，即得气后，毫针随着经脉走去的方向针刺为补法。

泻法相反，迎着经脉走来的方向针刺为泻法。

（2）分级补泻手法：针刺是一种治疗手段，是促使疾病向痊愈方面转化的重要外在因素，但要达到补虚泻实的治疗目的，还必须通过脏腑的气化功能（内因）才能起作用。因此，合理的补泻手法，应根据辨证论治的原则，从整体观念出发，按照个体不同的生理、病理状态而决定（如年龄、体质、病情，以及针下气至盛衰等情况），把补虚泻实的原则和当时的病情灵活地结合起来。也就是说，应根据实际情况，用不同的方法去解决，而不能墨守成规，一成不变。

基于上述原则，补虚泻实是辨证论治的总纲。在这个总纲的前提下，应根据患者的不同状态，进行治疗量不等的操作手法。现将临床常用的分级补泻手法介绍如下。

【补法】

在针刺得气的基础上，运针以慢按轻提（缓慢按入，轻快提针）、小角度（180°～270°）捻针为主，留针15～20分钟。

根据不同病情及针下气至情况，可分为以下3级。

轻补：即慢按轻提运针，并结合刮（拇指或示指指尖在针柄上下刮动）或弹针。

平补：即慢按轻提运针，同时结合缓慢小角度捻针。

大补：即慢按轻提运针，结合快速小角度捻转及小幅度提插。

【泻法】

在针刺得气的基础上，运针以速按慢提（较快而重的按入，提针较慢）、较大角度（360°或以上）捻针为主，留针20～30分钟，或视病情需要适当延长。

根据不同的病情及针下气至情况，亦可分为以下3级。

轻泻：即速按慢提运针，结合较大角度捻针及小幅度提插。

大泻：即速按慢提运针，结合大角度捻针及较重力提插。

平泻：即手法操作介于轻泻与大泻法之间。

### 平补平泻法

在针刺得气的基础上，运针以缓进缓退为主，以中等角度（不超过360°）捻针。所施用手法以患者有较强针感，但无明显不适为度。

### 7. 留针与退针

留针是指在针刺间歇期间，将毫针停留在穴位内。退针是指术后，将毫针退出穴位的一种操作方法。

（1）留针：针刺得气后，将针停置于穴内一定时间。留针在临床上有3种意义。

一是候气，针感不明显时，稍留针等候气至。

二是保持针感，使气血调和，特别对发作性的病症，如心绞痛等，有增强镇痉、止痛的作用。

三是在留针期间，根据病情需要再给予适量的刺激，以增强疗效。

（2）退针：退针时宜将针缓慢捻转上提，待针尖至皮下后，稍作停留（防止骤然急拔引起患者恐惧或针刺口出血），然后将针退出。退针时，操作者另一手用镊子夹持消毒干棉球，预先压在针旁皮肤上，待针退出后随即用棉球按压针孔，并稍加揉按，以防出血，同时也可以消除针孔不适感。

退针后要查对穴位处方，确定退出的针与穴位处方吻合后，方可让患者移动体位。为了防止漏针，操作者必须按照操作规程进行治疗，即按处方的穴位进针，不随便临时加针，如有必要加针时，要及时补写在处方上，否则极易造成漏针。

## 冠心病毫针的治疗方法

### 胸阳痹阻

【处方】内关，郄门，血海，膻中，厥阴俞。肢体浮肿者，加灸水分。

【功效】取心包募穴膻中对应背俞穴厥阴俞，可宣通胸阳，以利心脉之通畅；取包经络穴，又属八脉交会之一的内关穴（通阴维之脉），用于通调经气，宣痹止痛；再配以手厥阴心包主之郄穴郄门，增强止痛作用；辅以血海，以增强活血祛瘀功能。

【操作】内关、郄门进针 0.5～0.8 寸，平补平泻捻转手法，得气为度。血海进针 0.8 寸，平补平泻捻转手法，得气为度。厥阴俞针尖指向脊柱，捻转泻法。膻中平刺，针尖指向下，令局部有胀感为度。

【说明】以上穴位均留针 20 分钟，每日或隔日 1 次，10 次为一疗程。

### 心脉瘀阻

【处方】内关，郄门，膻中，巨阙，厥阴俞，膈俞，血海，太冲，期门。胸闷痛明显者，加心平穴（少海穴下 3 寸）；唇舌发绀明显者，加少冲、中冲（点刺）。

【功效】心之募穴巨阙既可治心胸之痛，又可调理胸腹之气以除脘胀之苦，再配厥阴俞俞募相伍，又取手厥阴之络穴内关，加伍心包之郄穴郄门，通经活血，行气止痛。因"气会膻中""血会膈俞"，故取膻中可调畅气机，配太冲、期门调理气机，理气开胸。取血海、膈俞以活血行瘀。诸穴相配，以治气滞血瘀所致之心痛。心平穴为治心气痛之经验要穴，能宣通气滞。

【操作】先针厥阴俞、膈俞，针法同前，不留针。次针巨阙，仰卧举手取之，深刺 1 寸余。期门、膻中平刺或斜刺 0.5 寸。后针内关、郄门、血海、太冲，进针 0.5 ~ 1 寸。

【说明】诸穴得气后，留针 20 分钟，每日或隔日 1 次，10 次为一疗程。

## 痰浊内阻

【处方】内关，膻中，厥阴俞，中脘，丰隆，脾俞。恶心明显者，加足三里。

【功效】内关、膻中、厥阴俞宣通心阳治心痛、胸闷；胃募中脘与脾俞相配以温运脾阳、温化痰饮；丰隆加强化痰之力。诸穴配合，使痰浊得除。

【操作】内关、膻中针法同前。厥阴俞、脾俞刺向脊柱，得气为度。中脘施呼吸补法，丰隆行捻转泻法。

【说明】各穴均留针 20 分钟，每日或隔日 1 次，10 次为一疗程。

## 气阴两虚

【处方】厥阴俞，巨阙，内关，足三里，气海。易受惊者，加大陵；虚火面赤者，加太溪。

【功效】厥阴俞、巨阙、内关疏通痹阻之心脉，辅以足三里补气活血，加气海振奋阳气以鼓舞心气。诸穴相伍以救虚衰之心气心阴。

【操作】厥阴俞刺向脊柱，捻转补法。巨阙、足三里、气海，捻转补法。

【说明】得气后留针 10 ~ 20 分钟，隔日 1 次，10 次为一疗程。

## 心肾阳虚

【处方】内关，膻中，心俞，肾俞，命门，气海。

【功效】膻中、心俞、内关为主穴，通心经而补益心气，以治胸闷、气短诸证。配以肾俞、命门补益肾阳，以助气血之生养。气海升阳补气，以补心肾而助阳。

【操作】心俞、肾俞、命门针刺向脊柱，捻转补法。内关、气海直刺进针 0.5 ~ 1 寸，行捻转补法。膻中平刺，针尖指向下，令局部有胀感为度。

【说明】针用补法，多用艾灸，每日 1 次，10 次为一疗程。

## 阳虚欲脱

【处方】神阙，关元，百会，内关，膻中，心俞。脉微欲绝者，加太渊；汗出不止者，加阴郄、复溜。

【功效】关元为任脉与足三阴经的交会穴，可扶助元阳；神阙为生命之根蒂，真气所系，配合百会灸之，以回阳复脉；膻中、心俞、内关为配穴，能通心经而益阳气。

【操作】神阙，关元，百会，多用艾灸。心俞针刺向脊柱，捻转补法。内关直刺进针 0.5 ~ 1 寸，膻中针尖向下平刺，得气后行捻转补法，令局部有胀感为度。

【说明】每日 1 次，10 次为一疗程。

## 冠心病毫针治疗注意事项

通过针刺治疗冠状动脉粥样硬化性心脏病心绞痛的临床研究报道有很多，针刺方法对本病能起到很好的止痛作用，能减轻患者的疼痛程度。如在发作间歇期间运用本法，可延缓心绞痛发作，并减轻其他伴随症状。

### 不宜施针的情况

· 过于饥饿、疲劳，精神高度紧张者，不宜进行针刺，以免发生晕针等意外。

· 常有自发性出血或损伤后出血不止者，不宜针刺。

· 皮肤有感染、溃疡、瘢痕或肿瘤的部位，不宜针刺。

**操作宜小心谨慎**

· 体质虚弱者，刺激不宜过强，并尽可能让患者保持于平卧位治疗。进针时须注意避开血管针刺，防止出血。

· 操作时应防止刺伤重要脏器。如背部第 11 胸椎两侧、侧胸第 8 肋间、前胸第 6 肋间以上的腧穴，不能直刺、深刺，以免刺伤心、肺。

· 临床上选穴宜少而精，多选用内关、郄门、厥阴俞、膈俞、膻中，血虚加血海，气虚加足三里，气滞加太冲、期门。针刺治病取效与否，并不决定于取穴的多少，故在可能的范围内，应尽量少取，做到精简疏针，避免多针滥刺，以便尽量减少患者的痛苦。

**注意预防和调养**

本病的预防及调养，应注意下面三点。

· 调畅情志，保持情志舒畅，不急躁，少虑忌悲。

· 劳逸结合，注意休息及体育锻炼。

· 调节饮食，少食酸辣食品。

# 冠心病的梅花针疗法

梅花针疗法，是民间疗法精华之一，为丛针浅刺法，是以多支短针浅刺人体一定部位（穴位）的一种针刺方法，只叩击皮肤，不伤肌肉，针后皮肤叩刺部位泛起的红晕形状颇似梅花，故称之为"梅花针疗法"。

本疗法具有疏通经络、协调脏腑、调和阴阳、扶正祛邪等功效，可作为治疗消化、呼吸、神经、运动、心血管、泌尿等系统病症的辅助方法。

## 梅花针疗法的基本概述

### 持针方法

梅花针的持针有一定要求，正确的持针法是：操作者用右手握住针柄的尾端，以环指、小指将针柄末端固定于手掌小鱼际处，一般针柄末端露出手掌后 1 ~ 1.5cm，再以中指和拇指夹持针柄，示指置于针柄中段上面。这样可以灵活自如地运用手腕的弹力和冲力进行叩刺，否则就不可能以灵巧的腕力进行弹刺手法。

进行梅花针治疗时，操作者握针不能过紧，也不能过松，过紧会使腕关节肌肉紧张而影响灵活运动，过松会使针杆左右摆动而易引起出血。

### 针刺手法

梅花针手法运用正确与否，影响到叩刺部位的准确性、发力程度和透力程度，进而直接影响到治疗效果。临床上梅花针疗法的基本手法是"弹刺法"，主要在于腕部的功力。

（1）操作要点：手法平、稳、准，均匀而有节奏地进行叩刺。针尖起落要垂直，即将针垂直地刺下，垂直地提起，如此反复操作。针尖接触皮肤后，不要再用力向下压，而应随着皮肤产生的反作用力，顺势扬腕抬针，这就是弹刺手法的要领。叩打频率不宜过快，也不要太慢，一般每分钟叩打70 ~ 90 次。

（2）错误操作：①慢、压刺。因运用腕力不灵活或加用了臂力，以致叩打时出现慢、压刺的情况。②斜刺。治疗时没有掌握手法要领，针尖与皮肤接触不垂直。③拖刺。由于持针不牢、提针慢或针尖带钩，产生的拖刺现象。④飘刺。因持针不正确或持针不牢，针尖不是垂直和稳准地接触皮肤，而是飘摇无力地轻触皮肤的情况。

**刺激强度**

临床治疗时，应根据患者的体质、年龄、病情、叩刺部位的不同，采用轻刺、中等刺法和重刺等三种叩刺程度不同的刺激手法。

（1）轻刺

【操作方法】本手法属补法，刺激速度约每分钟70次，用力较小，针尖接触皮肤的时间越短越好，叩打时使用腕力较轻，冲力也小。

【刺激程度】以患者稍有触痛感，皮肤局部略有潮红，患者无明显疼痛为度。

【适用范围】适用于老弱妇儿、虚证患者，以及头面、眼、耳、口、鼻及肌肉浅薄处。

（2）中刺

【操作方法】本手法属于平补平泻法，刺激速度约每分钟80次，叩打时腕力稍大，冲力亦较大，用力介于轻刺、重刺之间。

【刺激程度】患者有轻度痛感，局部皮肤有潮红、丘疹，但不出血。

【适用范围】适于一般疾病和多数患者，除头面等肌肉浅薄处外，大部分部位均可用此法。

（3）重刺

【操作方法】本手法属泻法，刺激速度约每分钟90次，用力较大，针尖接触皮肤的时间可稍长，叩打时腕力较重，冲力大。

【刺激程度】患者有较明显痛感，但能忍受，以局部皮肤明显发红并有轻微出血为度。

【适用范围】适用于年壮体强、实证患者，以及肩、背、腰、臀部等肌肉丰厚处。

### 叩刺部位

梅花针的叩刺部位，一般可分为循经叩刺、局部叩刺、穴位叩刺3种。

（1）**循经叩刺**：这是循经络路线进行叩刺的一种方法，最常用的是任脉、项背腰骶部的督脉和膀胱经。

· 任脉，任脉循行于身之前，腹为阴，对全身阴经脉气有总揽、总任的作用，故有"总任诸阴"和"阴脉之海"的说法。叩刺时沿任脉由曲骨穴上行至天突穴为补，从天突穴下行至曲骨穴为泻，上行和下行交替叩刺则为平补平泻。

· 督脉，督脉循行于身之后，背为阳，能调节一身之阳气，故有"总督诸阳"和"阳脉之海"的说法。叩刺时沿督脉由长强穴上行至大椎穴为补，从大椎穴下行至长强穴为泻，上行和下行交替叩打则为平补平泻。

· 膀胱经，五脏六腑的背俞穴，皆分布于背腰部的膀胱经，可治疗各相应脏腑经络的疾病，所以其治疗范围颇广，并能起到调整身体、强身保健的作用。施术时一般可沿着膀胱经循行路线叩打8～16次，叩打线与脊椎之间的距离由内向外分别为1.5寸和3寸，每针相距0.5～1cm，必要时也可以在两行中间再加一行。

（2）**局部叩刺**：这是在病变局部叩刺，或在其局部由外围向中心围刺或散刺的方法，一般叩刺3～4遍（病患部位叩刺60下为1遍），或根据病情叩刺局部有较大面积的红及热、麻、胀或舒适感时为止。本法包括叩打阳性物和阳性反应区两种。

· 叩打阳性物：先用手指按压有无疼痛反应，阳性物大小、软硬、基底部周围组织有无黏附情况等。然后，用左手拇指或示指将其固定，在阳性物表面皮区及周围，采用较重手法密刺。对条索状物的叩打，要注意其起止两端的叩打。

· 叩打阳性反应区：阳性反应区，即酸、痛、麻、木区域，多采取密刺，应用手法较一般部位要重些。对疼痛或酸痛区的叩打，必须在该痛点皮区作重点叩打，并加用辅助手法，以左手示指或拇指尖不时揉按痛点，并向四周疏散揉按；对麻木皮区叩打，先叩打正常皮肤区，然后逐渐向皮肤感觉迟钝或麻木阳性反应区呈向心状叩打（以麻木区为中心）；而对一些病患部（如皮炎、湿疹、脱发区等）的叩打，也要由患部的四周向内叩打。

（3）**穴位叩刺**：穴位叩刺就是根据穴位主治功能，在选择好的穴位表面皮区进行叩打，临床较常用的有各种特定穴，如华佗夹脊穴、阿是穴等。一般在穴位表皮 0.5 ~ 2cm 直径范围内做圆形均匀的叩刺，刺激有轻、中、重度之分，速度也有快、慢之别。每个穴位开始叩打 20 下左右，随后逐渐增加至 50 ~ 60 下，临床常常患者出现酸、麻、胀、痛扩散传导等感觉为治疗标准。

### 治疗间隔

为了更好地掌握治疗规律和观察病情的变化，运用梅花针治病时，应当有适当的时间间隔。

一般病症的治疗，每日 1 次；个别慢性病症和有特殊情况的患者，也可隔日治疗 1 次；对急性病的治疗，可每隔几小时治疗 1 次，直至病情好转后，再改为每日或隔日治疗 1 次。

## 冠心病梅花针的治疗方法

### 胸阳痹阻

【叩刺部位】左侧前肋间区、胸骨柄区、颈项两侧至肩部、前臂内侧正中（手厥阴经循线）、膻中、巨阙、心俞、厥阴俞、内关、郄门，以及阳性物处。

【操作方法】施以中度刺激。先用梅花针由上至下，在颈项及前臂部，以距离 0.5 寸叩刺 3 下为原则，在穴位皮区各叩刺 20～30 下；再在左前肋间区、胸骨柄区、阳性物处作局部刺激。叩刺后，可用艾条温灸膻中、巨阙穴。

【治疗间隔】每日 1 次，7 次为一疗程，疗程间休息 3～5 天。

### 心脉瘀阻

【叩刺部位】脊柱两侧、前肋间区、胸骨柄区、剑突、膻中、厥阴俞、膈俞、内关、郄门、血海，以及阳性物处。

【操作方法】施以中至重度刺激，阳性物处及阳性反应区给予较重刺激。然后，再在背部进行拔火罐治疗，留罐 15 分钟。

【治疗间隔】每日 1 次，7 次为一疗程，疗程间休息 3～5 天。

### 痰浊闭阻

【叩刺部位】脊柱两侧、上腹部、前肋间区、剑突、膻中、厥阴前、心俞、内关、中脘、天枢、丰隆、脾俞，以及阳性物处。

【操作方法】施以中度刺激。

【治疗间隔】每日 1 次，7 次为一疗程。

## 气阴两虚

【叩刺部位】前肋间区、上腹部、颈项部、小腿内侧，膻中、中脘、气海、心俞、厥阴俞、内关、三阴交、足三里，以及阳性物处。

【操作方法】施以轻度刺激，在阳性物处及阳性反应区采用较重刺激。

【治疗间隔】每日 1 次，10 次为一疗程，每一疗程间隔 3 天。

## 心肾阳虚

【叩刺部位】脊柱两侧、前肋间区、腰部，厥阴俞、心俞、肾俞、命门、至阳、太溪。

【操作方法】施以轻度刺激，阳性物及阳性反应区采用较重刺激。然后艾条悬灸命门、至阳各 15 分钟，再艾炷灸肾俞 5 ~ 7 壮。

【治疗间隔】每日 1 次，10 次为一疗程，每两个疗程间隔 3 天。

## 阳虚欲脱

【叩刺部位】颈项部、脊柱两侧、前肋间区、腰部，百会、膻中、巨阙、厥阴俞、心俞、关元、气海、内关、足三里，以及阳性物处。

【操作方法】施以轻度刺激，阳性物及阳性反应区采用较重刺激。每次叩刺后，可用艾条温灸或艾炷灸百会、膻中、关元、气海、内关穴各 10 ~ 15 分钟。

【治疗间隔】每日 2 ~ 3 次，直至获效为止。

### 冠心病梅花针疗法的注意事项

#### 1. 施术前

对于初诊患者，有必要消除其紧张情绪，应让患者事先明白梅花针叩打时稍有痛感是正常现象，酸、麻、胀感也是正常针感。对于慢性病患者，不能寄希望于一次治疗便见奇效，应坚持长期治疗。

施术前，患者应稍微休息（一般休息 10 分钟即可），以便于消除紧张情绪，使全身肌肉得以放松。否则，情绪紧张、肌肉不放松可能会影响治疗效果。疲劳过度的患者不宜立即施治，要先休息，恢复常态后再予以治疗。

### 2. 治疗时

进行皮肤针治疗时，要密切观察患者的表情，询问其感觉，看有无不正常反应，一旦发现患者有异常现象，应立即停止治疗，并采取正确的措施进行处理。

叩刺时，刺激部位和面积不宜过多、过大，对于过多的刺激部位，或过大的刺激面积，可适当配合，轮换使用，不必一次全用。同时，要注意按叩刺方向和顺序进行，以免倒置或疏密不匀。

### 3. 叩刺后

叩刺后，应嘱咐患者休息数分钟后再活动，以免发生意外。局部皮肤有创伤及溃疡者，不宜使用本法。

梅花针配合治疗冠心病轻症，可获得一定的疗效。若冠心病急性发作期，伴有汗出、肢冷、唇青等症状，必须停止一切活动，绝对卧床休息，尽快作出西医诊断，并进行监护治疗。

# 冠心病的耳穴疗法

## 耳穴疗法的基本概述

耳穴疗法是针灸学的重要组成部分，是通过耳郭来诊断、治疗和预防疾病的一门临床学科，其内容包括了耳针腧穴、刺灸、治疗、诊断、预防保健等部分，具有适应证广、奏效迅速、操作简便、经济节约、副作用少等优点，可作为冠心病的辅助治疗方法。

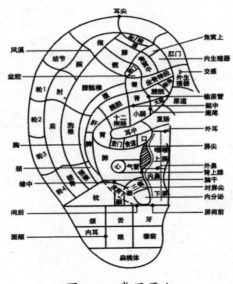

图3-1　常用耳穴

## 常用耳穴

耳穴在耳郭的分布有着一定的规律，身体各部相应的穴位在耳郭的分布像一个倒置的胎儿，与头面相应的穴位在耳垂，与上肢相应的穴位在耳舟，与躯干和下肢相应的穴位在对耳轮和对耳轮上、下脚，与内脏相应的穴位则多集中在耳甲艇和耳甲腔（图3-1）。现介绍与冠心病治疗有关的常用耳穴。

## 耳尖

【位置】将耳轮向耳屏对折时，耳郭上尖端部分。

【主治】发热，高血压病，炎症。

## 交感

【位置】在对耳轮下脚与耳轮内侧交界处。

【主治】循环、消化系统的疾病。

## 胸

【位置】在对耳轮上，与屏上切迹同水平处。

【主治】胸痛。

## 神门

【位置】在三角窝内，靠对耳轮上脚的下、中 1/3 交界处。

【主治】失眠，多梦，烦躁，炎症。

## 上屏尖

【位置】在耳屏上部外侧缘。

【主治】炎症，疼痛性病症。

## 肾上腺

【位置】在耳屏下部外侧缘。

【主治】低血压，昏厥，无脉症，咳嗽，气喘。

## 高血压点

【位置】在肾上腺与目 1 穴中点稍前。

【主治】高血压病。

## 皮质下

【位置】在对耳屏的内侧面。

【主治】失眠，多梦，炎症，疼痛性病症。

## 内分泌

【位置】在屏间切迹底部。

【主治】生殖系统疾病，妇科病。

## 小肠

【位置】在耳轮脚上方中 1/3 处。

【主治】循环、消化系统疾病。

## 肾

【位置】在对耳轮下脚的下缘，小肠穴直上方。

【主治】泌尿生殖、循环系统疾病，腰痛，耳鸣。

## 肝

【位置】胃、十二指肠穴的后方。

【主治】肝炎、失眠、心痛、眼病等。

## 脾

【位置】肝穴下部分。

【主治】消化系统疾病，血液病。

## 心

【位置】在耳甲腔中心最凹陷处。

【主治】心血管系统。

## 肺

【位置】心穴的上、下、外三面。

【主治】呼吸系统疾病，皮肤病。

## 降压沟

【位置】在耳郭背面，由内上方斜向外下方行走的凹沟处。

【主治】高血压病。

## 耳穴疗法的基本操作

耳穴疗法的操作，包括针刺法、埋针法、贴压法、放血法、电针法、注射法、艾灸法、梅花针法、按摩法、贴膏法、光针法、磁疗法、割耳法等，其中以前三种最为常用。

### 1. 针刺法

耳穴皮肤先以2%的碘伏、后用75%的乙醇严格消毒，操作者以左手拇、示二指固定患者耳郭，中指托着针刺部的耳背，然后用右手拇、示、中三指持针（以28号、0.3～0.5寸毫针多用），快速进针，其深度以穿破软骨，但不透过对侧皮肤为度。然后视患者的年龄体质、耐痛程度、病情轻重缓急而确定刺激强度。强刺激为泻法，适用于体壮、病急者；轻刺激为补法，适用于年老体弱之慢性病及虚症患者。一般留针 20 ~ 30 分钟，慢性病可留针 1 ~ 2 小时，期间可捻转刺激以加强疗效。治疗完毕则出针，出针时以干棉球压迫针孔以防出血，必要时再涂碘伏或乙醇以防感染。

### 2. 埋针法

按上述方法消毒后，左手固定耳郭，绷紧埋针处皮肤，右手用血管钳或镊子夹住消毒的皮内针针柄，轻快刺入所选耳穴皮内，再以胶布固定。一般取单侧耳穴 3 ~ 5 个，两耳轮换，必要时可两耳同时取，每日自行按压 3 ~ 4 次，留针 3 ~ 5 天，4 ~ 6 次为一疗程。

### 3. 贴压法

对耳郭进行乙醇常规消毒后，以左手固定耳郭，右手持镊子夹取已粘有王不留行籽的胶布，对准耳穴贴敷好，然后稍加压力按压 1 ~ 2 分钟，其按压的强度与时间依病情而定。一般单侧取穴，两耳轮换，中间休息 1 ~ 2 天，患者每天自行按压耳穴 5 ~ 10 次，每穴 1 ~ 2 分钟。每周治 2 次，4 次为一疗程较为适宜。

## 治疗方法

主穴：心，小肠，神门，胸。

### 操作

心穴可用双针，余穴交替使用。局部常规消毒后，用毫针对准所选穴位快速刺入。发作期用强刺激，留针 30 分钟，间以捻转 3 次，用泻法，每日针 1 次或 2 次。缓解期用中度刺激，留针 10 分钟，用平补平泻法。

或者每次取一侧耳穴，双耳交替使用，耳郭常规消毒后，取直径 0.5cm×0.5cm 胶布，每块胶布中心粘 1 粒王不留行籽或萝卜籽，贴压在所选耳穴上，边贴边按压，每次每穴按压 1 ～ 2 分钟。贴后嘱咐患者每日按压 5 ～ 10 次，2 ～ 3 日针刺或换贴 1 次，10 次为一疗程。

### 辨证加减

- 胸阳痹阻者：加交感。
- 心脉瘀阻者：加肝、耳中。
- 痰浊内阻者：加脾、三焦。
- 气阴两虚者：加肾上腺、缘中（脑点）。
- 心肾阳虚者：加肾、皮质下。
- 阳虚欲脱者：加肾、肾上腺。

### 对症加减

- 频发性心绞痛者：加皮质下、交感穴。
- 心绞痛显著者：加交感、缘中穴。
- 失眠者：加皮质下穴。
- 血压高者：加降压沟穴。
- 血脂高者：加耳尖、内分泌穴。
- 胸闷气短者：加肺、肾穴。
- 心动过缓者：加肾上腺、肝穴。
- 血压低、心律失常者：加屏尖、小肠穴。
- 心动过速或心动过缓者：加肝、耳尖、肺穴。

## 耳穴疗法的注意事项

严格消毒，预防感染。耳底有冻伤和炎症的部位禁针。若见针眼发红，患者自觉耳郭胀痛，则可能有轻度感染，应及时用 2% 的碘伏涂擦患部或口服消炎药，或用红外线加紫外线照射，也可对患部进行磁疗，这些方法均能取得比较好的效果。

有习惯性流产的孕妇应禁针，年老体弱、高血压、动脉硬化患者，针刺前后应适当休息，在做耳部贴压治疗时宜用轻刺激手法。若出现晕针，防治处理与体针大致一样。

对于扭伤肢体，有活动障碍的患者，应在进针后待耳郭充血及发热，适当活动患部，或按摩，或加灸以增强疗效。

按压耳穴的时间最好放在饭后 30 分钟,并与呼吸配合( 压时吸,松时呼 )，这样可增加疗效。

# 冠心病艾灸疗法

艾灸法是用艾绒或艾条放置在体表的穴位上烧、温熨，借灸火的热力以及药物的作用，通过经络的传导，温和气血，扶正祛邪，从而达到治病保健的一种外治方法。

本法是以经络、脏腑理论为指导，它的特点在于"针所不为，灸之所宜"(《灵枢·官能》)，对于使用针刺、药物等方法治疗无效或效果不显著的病证，采用灸法往往能奏效或获奇效，正如《医学入门》中所说:"凡病药之不及，针之不到，必须灸之。"故艾灸法也是中医学中一个重要的治疗方法。

## 冠心病艾灸疗法基本概述

### 1. 常用灸法

临床上常用于治疗冠心病的艾灸疗法有以下 3 种。

（1）温针灸：温针灸又名针上加灸、针柄灸、烧针尾，是毫针与艾灸结合应用的一种方法，适用于既需要留针，又需要施灸的疾病。

【操作】将毫针刺入穴位，保留一定深度，得气后作适当补泻手法。留针，取2cm左右长艾条一段，套在针柄上端，艾条距皮肤约3cm高。点燃艾条下端灸之，热通过针体传入穴位，以加强治疗作用。待艾条燃尽，除去残灰，稍停片刻将针取出。

【适用范围】此法是一种临床常用的简单易行的针灸并用方法，适用于治疗多种常见病，如风寒湿痹、痿证等，也适于灸法保健。

【说明】操作时为避免皮肤灼痛和艾灰脱落灼伤皮肤，可在穴位上放一薄硬纸片。

（2）艾条灸：艾条灸分温和灸、雀啄灸、回旋灸3种方法。

**温和灸**

【操作】将艾条燃着的一端，悬于施灸穴位之上熏烤（注意随时调节施灸的距离和防止灼伤），若病者有温热舒适的感觉，就可固定不移，灸至皮肤稍有红晕即可，一般10～15分钟。

【适用范围】此法温通经脉、散寒祛邪，多用于灸治慢性病，临床运用最为广泛。

**雀啄灸**

【操作】将点燃的艾条于施灸部位上2～3cm高处，对准穴位后上下移动，使之像鸟雀啄米样，一起一落，忽近忽远地施灸，一般灸5分钟左右。

【适用范围】多用于灸治急性病、昏厥急救及儿童疾病。

**回旋灸**

【操作】又称熨热灸，是将点燃的艾条，悬于施灸部位上距皮肤3cm左右处，平行往复回旋熏灸，使皮肤有温热感而不至于灼痛，一般可灸20～30分钟。

【适用范围】适用于风湿痹证、神经性麻痹及广泛性皮肤病等。

（3）艾炷灸：将艾炷（用艾绒制成高度同其底面的直径大致相等的圆锥形小体，称为艾炷，分为大、中、小3种艾炷。大艾炷高1cm，炷底直径1cm，可燃烧3～5分钟；中艾炷为大艾炷的一半，如枣核大；小艾炷如麦粒样。临床以大艾炷较常用）直接或间接置于穴位施灸的方法称为艾炷灸法，又分为直接灸和间接灸两类。

将艾炷直接放在皮肤上施灸的称直接灸，包括无瘢痕灸、发泡灸和瘢痕灸3种；如艾炷不是直接放在皮肤上而是用其他药物隔开施灸的称间接灸，其名称由间隔的药物不同而异，如以生姜片间隔者称隔姜灸、以食盐间隔者称隔盐灸等。

### 2. 施灸顺序

古人对于施灸的先后顺序，有着明确的论述，如《千金要方》说："凡灸当先阳后阴，……先上后下。"《明堂灸经》也指出："先灸上，后灸下；先灸少，后灸多。"

这是说施灸的一般顺序是：就阴阳而言，应先灸阳经后灸阴经，先灸背部后灸胸腹部；就部位而言，先灸上部再灸下部，先灸头部再灸四肢；就壮数而言，先灸少而后灸多，即由小逐渐增加；就大小而言，先灸艾炷小者而后灸大者，每壮递增。

在临床上施灸时，需结合病情，灵活应用，不能拘执不变。如脱肛的灸治，就应先灸长强穴以收肛，后灸百会穴以举陷，即先灸下而后灸上，这表明施灸的顺序只是一般规律，具体操作时应因病制宜。

### 3. 补泻

灸法的补泻，也就是灸治的手法，应在辨证论治的原则指导下，选用正确的灸治手法，即对于邪气偏盛的要用泻法，对于正气虚弱的要用补法。

（1）艾炷灸

【补法】将艾炷点燃，不吹其火，待其徐徐燃尽自灭，这样火力微缓而温和，且时间较长，壮数较多。此外，可在灸毕后，用手按施灸穴位片刻，使真气聚而不散。

【泻法】将艾炷点燃，用口速吹旺其火，促其快燃，火力较猛，快燃快灭。当患者感觉局部烧烫时，迅速更换艾炷再灸。灸治的时间较短，壮数较少，且灸毕不按其穴，即开其穴而邪气可散。

（2）艾条灸

【补法】弱刺激法（兴奋法），即主要用雀啄灸，每次每穴半分钟至2分钟，30～50下。或用温和灸、回旋灸，时间3～5分钟，其主要作用是促进人体生理功能，解除过度抑制，引起正常兴奋。

【泻法】强刺激法（抑制法），即用艾条温和灸或回旋灸，每穴每次灸10分钟以上，特殊需要时可灸几十分钟，其主要作用是镇静、缓解、抑制（能促进正常的抑制作用）。

总的来说，用灸法补泻，这主要是前人的认识，现代用之较少。

### 4. 灸后调养

绝大多数人在施灸时，不会产生不适感，但也有少数患者，由于体质和病情不同，在开始施灸时会出现低热、疲倦、口干、全身不适等感觉。出现这些情况时，一般不需要进行特别处理，大多会在继续施灸后消失，必要时也可以通过延长施灸的时间间隔，来减少这些不良反应的发生。若患者出现口渴、便秘、尿黄等症状，则为灸火伤阴之象，可内服"加味增液汤（生地黄、麦冬、玄参、肉苁蓉各15g，水煎服，每日3次）"。

施灸后，患者要注意调养，保持情绪乐观，心情愉快，戒色欲，劳动不过量，饮食宜清淡而富有营养。民间流传灸后调养口诀是：灸后风寒须谨避，七情莫过慎起居，切忌生冷醇厚味，唯食素淡最适宜。当然，古人灸后的调养经验，仅供今人参考，亦不必拘泥于此，今人在灸后适当注意饮食、情绪、劳逸、气候的调摄即可。

## 冠心病艾灸治疗方法

### 胸阳痹阻

【处方】内关，郄门，关元，血海，膻中，厥阴俞。肢体浮肿者，加灸水分。

【操作】温针灸：每穴1壮，每次灸15~20分钟。

艾条灸：选以上加灸的穴位，每穴灸10分钟。

【说明】以上方法任选一种，每日灸1次，10次为一疗程，每两个疗程间隔3天。

### 心脉瘀阻

【处方】心俞，膈俞，肝俞，气海，血海，少海，曲泽。

【操作】艾条灸：每穴灸15~20分钟。

温针灸：每穴灸15~20分钟。

【说明】以上方法任选一种，每日灸1次，5次为一疗程，每一疗程间隔2天。

### 痰浊闭阻

【处方】肺俞，脾俞，内关，神门，丰隆，足三里，太白。

【操作】艾炷灸：用泻法，每穴3~5壮。

艾条灸：每穴灸10~15分钟。

【说明】以上方法任选一种，每日或隔日灸1次，10次为一疗程。

## 气阴两虚

【处方】膻中，心俞，气海，关元，间使，大陵。

【操作】温和灸：每次选用 3 ~ 5 个穴位，每穴灸 10 ~ 15 分钟。

艾炷灸：每次选用 2 ~ 4 个穴位，每穴灸 5 ~ 7 壮。

【说明】以上方法任选一种，每日灸 1 次，7 次为一疗程，每一疗程间隔 3 天。

## 心肾阳虚

【处方】厥阴俞，心俞，肾俞，至阳，太溪，足三里。

【操作】温针灸：每穴 1 ~ 2 壮，每次灸 25 ~ 30 分钟。

温和灸：选以上 4 ~ 6 个穴位，每穴灸 10 分钟。

艾炷灸：每次选用 2 ~ 4 个穴位，每穴灸 5 ~ 7 壮。

【说明】以上方法任选一种，每日灸 1 次，10 次为一疗程，每两个疗程间隔 3 天。

## 阳虚欲脱

【处方】心俞，肾俞，命门，关元，百会，内关，足三里。

【操作】温针灸：每穴 1 ~ 2 壮，每次灸 25 ~ 30 分钟。

温和灸：选以上 4 ~ 6 个穴位，每穴灸 10 分钟。

艾炷灸：每次选用 2 ~ 4 个穴位，每穴灸 5 ~ 7 壮。

【说明】以上方法任选一种，每日灸 2 ~ 3 次，直至获效为止。

## 冠心病艾灸疗法的注意事项

### 1. 环境适宜

施灸的房间，空气应保持清新，避免艾烟过浓，可以开窗，但应避免直接被冷风吹到。冬夏季节，室内温度应适宜，以防感冒。

### 2. 举止稳当

施行灸法时，应举止稳当，严肃认真，安详而持重，做到专心致志，手眼并用，手巧而心细。施灸时，取穴要准确，灸穴勿过多，热力应充足，火力宜均匀，切勿乱灸或暴灸。

施灸过程中，严防艾火滚落烧坏患者的衣服、被褥等物。温针灸时，必须等艾卷完全燃尽，以手靠近试之无热气后，才可用腰圆盘接着，并用镊子将灰烬轻轻取下。施灸完毕后，必须把艾条或艾炷彻底熄灭，以防发生火灾。

施灸患者只要不是化脓灸，均可洗浴。若有灸疮，则只宜擦浴，且应小心疮面，以防把疮痂洗掉或弄破。

### 3. 防止晕灸

初次施灸或体弱者，所用艾炷宜先小后大，所灸壮数宜先少后多，应逐渐增加，不可突然加大刺激量。如发生了晕灸，要立即停止原来的灸治，并让患者平卧，急灸其双侧足三里穴 3 ~ 5 壮，便可恢复。

# 冠心病的拔罐疗法

拔罐法又名"火罐气""吸筒疗法"，古代称"角法"。这是一种以杯罐作工具，借热力排去其中的空气产生负压，使其吸着于皮肤，造成瘀血现象的一种疗法。古代医家在治疗疮疡脓肿时用它来吸血排脓，后来又扩大应用于肺痨、风湿等内科疾病。新中国成立后，由于不断改进方法，使拔罐疗法有了新的发展，进一步扩大了治疗范围，成为中医外治疗法中的一种重要疗法。

火罐疗法，是祖国医学遗产之一，在我国汉族民间使用很久了。晋代医学家葛洪著的《肘后备急方》里，就有角法的记载。所谓角法，是用挖空的兽角来吸拔脓疮的外治方法。

唐代王焘著的《外台秘要》，也曾介绍使用竹筒火罐来治病，如文内说："取三指大青竹筒，长寸半，一头留节，无节头削令薄似剑，煮此筒子数沸，及热出筒，笼墨点处按之，良久，以刀弹破所角处，又煮筒子重角之，当出黄白赤水，次有脓出，亦有虫出者，数数如此角之，令恶物出尽，乃即除，当目明身轻也。"从以上介绍的角法和青竹筒制火罐的情况看来，我国晋、唐时代早已流行火罐了。

## 冠心病拔罐疗法基本概述

拔罐法是以罐为工具，利用燃烧将罐内空气排出，造成负压，然后将罐吸附于施术部位，从而产生温热刺激造成瘀血现象的一种方法。拔罐法经常和针灸疗法配合使用，其作用与灸法有相似之处，即具有温经通络、祛湿散寒、行气活血、消肿止痛的作用，可作为冠心病的辅助外治方法。

## 临床拔罐常用火罐种类

拔罐疗法最早见于晋代《肘后备急方》中，以牛角制罐，作外科吸脓血之用，现在火罐的质料已大为改进，种类和使用也都有所发展，治疗范围也有所扩大。临床常用的火罐有以下几种。

**（1）竹罐**

【制法】是用直径 3 ～ 5cm 的竹子，制成 8 ～ 10cm 的腰鼓形圆筒，一端留节做底，另一端做罐口，打磨光滑。

【优点】经济易制，轻巧，不易摔碎跌坏。

【缺点】缺点是容易燥裂漏气、吸附力不大。

**（2）陶罐**

【制法】由陶土烧制而成，罐口平滑，形如木钵。

【优点】吸附力较大。

【缺点】容易摔碎跌坏。

**（3）玻璃罐**

【制法】是在陶制火罐的基础上，用玻璃加工而成，形如球状，罐口平滑，有大、中、小等多种不同型号，也可以用广口罐头瓶替代。

【优点】因为透明，可以看到拔罐部位充血、瘀血的程度，便于随时掌握情况。

【缺点】容易摔碎损坏。

**（4）抽气罐**

【制法】用青、链霉素药瓶或类似的小药瓶，将瓶底切去磨平，切口须光滑，瓶口的橡皮塞须保留完整，便于抽气时使用。

【优点】现在有些罐用透明塑料制成，不易破碎，上置活塞可以抽气。

## 冠心病拔罐疗法常用方法

（1）闪火法：用镊子或止血钳夹住燃烧的乙醇棉球，在火罐内壁中段绕一圈后，迅速退出，然后将罐罩在施术部位。此法比较安全，不受体位限制，节约棉球，也是临床应用最多的一种方法。

（2）投火法：将小纸条或棉签蘸乙醇点燃后，投入罐内，不等纸条或棉签烧完，迅速将罐罩在应拔的部位上。纸条或棉签点燃的一端向下，可避免烫伤皮肤。

（3）贴棉法：用 $1cm^2$ 的棉花一块，不要过厚，略浸乙醇，贴在罐内壁上中段，以火柴点着，罩于选定的部位上，即可吸住。

（4）架火法：用一不易燃烧并传热的块状物，直径 2～3cm，放在应拔的部位，上置小块乙醇棉球，点燃后将火罐扣上，可产生较强吸力。

（5）抽气法：将青、链霉素等废瓶磨制成的抽气罐，紧扣在需要拔罐的部位上，用注射器从橡皮塞里抽出瓶内空气，使之产生负压，即能吸住。本法容易掌握，负压的大小能够调整，基本不受施术部位的限制。

## 冠心病拔罐疗法留罐时间

闪罐、走罐、刮罐的治疗时间，以局部或罐下皮肤出现潮红或花红豆点的丹痧、痧斑、瘀斑等为度。而其他罐法，则因方法不同，可出现局部潮红、紫斑、肿胀，甚至局部灼热疼痛、抽拉感等，针罐的感觉、出血等都是留罐时间的决定因素。

一般留罐 10～15 分钟，使用大罐则时间稍短，使用小罐则时间稍长；年轻力壮者时间可长些，年老体弱或儿童时间可短些；新病、轻症、麻痹等留罐时间短，旧病（慢性病）、重病、疼痛等留罐时间长；头、面、颈、肩、上肢留罐时间短，腰背、臂部、腹部、下肢留罐时间长。这些都是灵活的，应结合患者的耐受程度和病情而定。

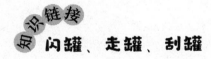

## 闪罐、走罐、刮罐

闪罐：当火罐吸着体表后，立即除去，又吸上，随拔随除；反复多次，直至皮肤潮红的拔罐法。

走罐：在拔罐时，把罐体推位移动，以扩大作用面的拔罐疗法。

刮罐：先在施术部位涂以润滑剂，然后手握罐体，在罐口边缘由上向下轻刮的拔罐疗法。

## 拔罐疗法的起罐方法

当某个穴位、部位拔罐治疗完毕后，则需要起罐。起罐时，操作者应双手配合，一手握罐将其稍倾斜，另一手拇指靠近罐口边缘处挤压皮肤，使气体流入罐内，让罐自然松落。切不可生拉硬拔，以免损伤皮肤。

贮水或药液拔罐时，需注意防止液体漏出，特别是应拔部位为水平面（如患者俯卧位，在其背部拔罐）时，应先将拔罐部位调整为侧位再起罐，也可在罐的一侧涂少量温水（如腰部拔罐时，在腰的左侧或右侧涂水），然后将罐移向涂水的一侧，使罐口从朝下的方向转为朝上再起罐。

起罐后，局部皮肤常出现水蒸气，可用棉球擦干。皮肤下出现紫红斑点属正常反应，无须特别处理。若局部有水疱，可用无菌针刺破，抹干后涂紫药水。若局部紧绷不适，可轻轻按揉，使其放松。皮肤干皱或出现裂纹，可涂少许植物油或润肤油。针刺与拔罐法配合应用时，起罐后若针孔出血，宜用消毒干棉球拭净，或用消毒敷料覆盖伤口。应用走罐法起罐后，应擦润滑剂。治疗全部结束后，患者应休息 5 ~ 10 分钟，以免感染风寒。

## 冠心病拔罐的治疗方法

### 胸阳痹阻

【处方】膻中，血海，厥阴俞。

【操作】取大号玻璃火罐 2 只，用闪火法使罐子吸附在厥阴俞穴上；再取中号或小号玻璃火罐 3 只，用闪火法使罐子吸附在所余腧穴上。

【说明】也可在针刺得气后，加用拔罐法。10 分钟后轻轻取下。每日或隔日 1 次，10 次为一疗程。

### 心脉瘀阻

【处方】厥阴俞，心俞，肝俞，膈俞，膻中，巨阙，阳陵泉，期门，血海。

【操作】先取大号玻璃火罐 8 只，用闪火法使罐子吸附在背俞穴上，10 分钟后轻轻取下；再在膻中、巨阙、阳陵泉、期门、血海针刺得气后，施行泻法，留针 20 分钟。取小号玻璃火罐 8 只，用闪火法使罐子吸附在腧穴上，10 分钟后轻轻取下。

【说明】隔日 1 次，10 次为一疗程。

### 痰浊闭阻

【处方】厥阴俞，脾俞，膻中，丰隆，足三里。

【操作】先取大号玻璃火罐 4 只，用闪火法使罐子吸附在背俞穴上，10 分钟后轻轻取下；再取小号玻璃火罐 5 只，用闪火法使罐子吸附在其余腧穴上。也可在针刺得气后，加用拔罐法，10 分钟后轻轻取下。

【说明】每日 1 次，10 次为一疗程。

## 气阴两虚

【处方】厥阴俞，心俞，脾俞，气海，血海，足三里。

【操作】先直刺足三里、血海、气海 0.5 ～ 1 寸，针尖向下平刺入膻中，得气后行捻转补法 20 分钟。然后取小号玻璃火罐 5 只，用闪火法使罐子吸附在腧穴上，10 分钟后轻轻取下。再取大号玻璃火罐 6 只，用闪火法使罐子吸附在背俞穴上，10 分钟后轻轻取下。

【说明】每日 1 次，10 次为一疗程。

## 心肾阳虚

【处方】厥阴俞、心俞、肾俞、命门、至阳、太溪。

【操作】先斜刺命门、至阳、太溪 0.5 ～ 1 寸，得气后行温针灸 20 分钟。 然后取小号玻璃火罐 4 只，用闪火法使罐子吸附在腧穴上，10 分钟后轻轻取下。再取大号玻璃火罐 6 只，用闪火法使罐子吸附在背俞穴上，10 分钟后轻轻取下。

【说明】每日 1 次，10 次为一疗程。

## 阳虚欲脱

【处方】百会、膻中、巨阙、厥阴俞、心俞、肾俞、关元、气海、内关、足三里。

【操作】先用艾条温灸或艾炷灸百会、膻中、关元、气海、内关、巨阙、足三里穴各 10 ～ 15 分钟。然后取大号玻璃火罐 6 只，用闪火法使罐子吸附在背俞穴上，10 分钟后轻轻取下。

【说明】每日 2 ～ 3 次，直至获效为止。

## 冠心病患者常用拔罐处方

**方法1**：定罐膻中、心俞、厥阴俞、中脘、足三里、内关等穴位，留罐10分钟，每日1次。

**方法2**：分2组。一组为肩井、大杼、神道、心俞、脾俞；一组为灵台、厥阴俞、肝俞、内关、中脘。每次选1组，每日或隔日1次。

**方法3**：选穴有至阳、心俞、巨阙、膻中、膈俞。当心绞痛发作时取至阳，用三棱针速刺出血，后拔罐至至阳上，留罐5分钟。亦可取上穴用单纯拔罐法，留罐10分钟。

**方法4**：选穴有太阳、曲泽、阳交、少海、膻中。先用三棱针点刺以上诸穴，每穴点刺3～5下，最好选择穴位附近的脉络瘀阻处进行点刺。然后选择大小适当的罐，拔罐10～15分钟，每穴以拔出1～3ml血液为度。每周治疗1次，7次为一疗程。

**方法5**：分2组。一组为侠白、孔最、内关；一组为风池、大杼、肩井、心俞、肝俞、侠白、尺泽、内关。先用毫针针刺后拔罐5～10分钟，或用梅花针叩刺后拔罐，至皮肤潮红为度。一般用第一组，痛发作时用第二组，同时口服硝酸甘油片以缓解疼痛。每日或隔日1次。

**方法6**：选穴有心俞、厥阴俞、曲泽、郄门、内关。用毫针刺入得气后留针，再拔罐5～10分钟。每日或隔日1次，10次为一疗程。

**方法7**：选穴有心俞、厥阴俞、灵台、至阳或巨阙、内关、郄门、少海。任选一组。先用毫针针刺，采用捻转补法或平补平泻的手法，取得针感后，立即用闪火罐法将准备好的火罐拔于此，留罐10～15分钟，待皮肤出现红色瘀血为度。每周治疗2次，8次为一疗程。

### 冠心病拔罐的注意事项

#### 1. 拔罐前的准备

选择舒适的体位，并根据不同部位，选择不同口径的火罐。应选择肌肉丰满、富有弹性、没有毛发和骨骼凹凸的部位，以防掉罐。拔罐动作要做到稳、准、快。

#### 2. 不宜拔罐的情况

• 高热抽搐患者，或皮肤有溃疡、水肿及大血管部位，不宜拔罐。

• 孕妇的腹部和腰骶部，也不宜拔罐。

• 有自发性出血和损伤后出血不止的患者，不宜使用拔罐法。

#### 3. 拔罐后的处理

如出现烫伤，小水疱可不必处理，任其自然吸收。如水疱较大或皮肤有破损，应先用消毒毫针刺破水疱，放出水液，也可选择注射器抽出水液。水液抽出来后，应该涂上紫药水，并用纱布包敷，保护创口，以免感染。

# 冠心病的推拿疗法

在手或肢体的某些部分，按照特定的技巧和规范化的动作，以力的形式在体表进行操作的一种方法称为推拿疗法，亦称"按摩疗法"。推拿疗法是一门古老的医术，经过长期的历史发展，已形成一门系统、独特的医疗学科。

### 把握推拿时机

推拿时机，是指对疾病施用手法治疗的最佳适应时期。对时机的把握，一般遵循"早期治疗、及时治疗"的原则，但不同的疾病应根据具体情况而定。如急性心肌梗死发作期或心力衰竭，一般不宜立即施用推拿，应待病情稳定后再施以推拿治疗。而对心绞痛猝然发作时，则应立即施予轻柔手法，以宽胸理气止痛。临床上，应注意根据不同的病情，把握推拿时机。

### 把握治疗时间

推拿治疗时间的把握，有两个方面：一是一次治疗的手法操作时间；二是连续治疗的时间。

一次治疗的时间掌握得恰当与否，对疗效有一定影响，操作时间太短则达不到治疗效果，操作时间太长又可能对局部组织产生医源性损伤，且会过多地消耗操作者的体力。

一般而言，刺激柔和的手法，如一指禅推法、揉法、摩法，操作时间可长一些；而压力大、刺激强的手法，如肘压法、掐法、拿法等，操作时间宜短些，这些手法若操作时间过长，反而会引起不良反应，形成恶性刺激，导致不良后果。

### 冠心病推拿疗法的基本要点

#### 接触面

如果治疗的范围较广，一般可考虑接触面大些的手法，如滚法、掌揉法等。由于滚法比掌揉法的压力大，所以滚法适用于治疗范围较广而部位较深的病症；掌揉法则适用于治疗接触面较广而部位较浅的病症。

如果治疗范围较小，或仅局限于某一点上，则可考虑选择接触面较小的手法，如按法、点法或指揉法等。由于按法和点法的刺激较强，故一般适用于治疗范围小而部位深的病症；指揉法刺激较为缓和，故一般适用于治疗范围小而部位较浅的病症。

### 手法压力

每种手法都有一个压力大小的问题，但压力的大和小是一个相对的概念，很难用绝对的数字加以区别。例如，同样用 5kg 压力，使用在腰臀部等肌肉发达的部位，一般是可以接受的，但如果使用在胸胁部肌肉比较薄弱的部位，那就很难忍受了。

另外，手法压力的大小与刺激的强弱不一定成正比关系。例如滚法、掌按法的压力一般都比较大，但刺激并不强，而点法或掐法的压力并不大，但刺激却较强。因为滚法和掌按法的着力面较大，单位面积受力就相对较小，而点法或掐法的着力面较小，单位面积受力就相对较大。

### 动作要领

进行推拿时，一般要求操作手法，应具有持久、有力、均匀、柔和、深透等方面的特点。

#### 1. 持久

一方面是指手法操作时能持续运用一定时间，保持动作和力量的连贯性，不能断断续续；另一方面是指手法在某一具体部位操作时，应该维持一定时间，使该部位产生感应（即得气感）。切勿不停地移动操作部位，尤其是对某些需要重点治疗的穴位或部位，更需维持较长时间的操作。

#### 2. 有力

是指手法具有一定的力度，包括固定部位的压力和操作过程中运用的功力，这种力量的轻重不是固定不变的，而是要根据治疗的对象、病症的虚实、施治的部位和手法的性质来决定，使手法轻而不浮，重而不滞。

### 3. 均匀

是指手法动作的节奏性和用力的稳妥性。动作频率要有节奏而协调，不要时快时慢，用力要稳，不可忽轻忽重，应保持手法动作和力量的连贯性。

### 4. 柔和

是指手法动作的节律协调及用力的均匀缓和，是手法技巧和力量的完美结合。故"柔和"不是柔软无力，而是不要用滞劲蛮力或使用突发性暴力。

## 冠心病推拿疗法的配伍和补泻

### 手法配伍

推拿治疗是多种手法施用于不同部位综合产生效应的，手法的配伍一般是按刚柔相济、前后连贯的基本原则结合的。

#### 1. 刚柔配伍

"刚"，是指一些刺激较强、着力部位较硬的一类手法，如肘压法、叩击类手法、点法等刚性手法；"柔"，是指刺激较弱、着力部位较柔软的一类手法，如一指禅推法、掌揉法、摩法等柔性手法。

临床上，在同一部位施用手法，切忌一味刚硬，往往在施用刚性手法强刺激后，多施以较柔和的手法，使之放松，如点法配以揉法、肘压法配以掌揉法等。另外，在一次治疗的不同部位，也应注意刚柔的配伍。如冠心病，在背部心俞、厥阴俞施以点法等强刺激手法（即刚性手法）后，在胸部则往往施以摩法、一指禅推法等柔性手法。上述这些方法，都属于刚柔配伍。

#### 2. 复式配伍

手法的复式配伍形成了一系列复式手法。复式配伍有两种形式：一是操作便利、协调，治疗上有协同作用的手法同时操作，称复合手法，这一类手法临床运用已久；另一种复式配伍形式，是按照一定程序进行配伍操作，这类手法在小儿推拿中称为复式操作，如天门入虎口、水底捞月等。另外，还有一些手法的配伍，按习惯已成了一些推拿流派的常规操作方法，形成了一定风格和特色。

### 手法补泻

推拿的补泻意义，在中医历代文献中多有叙述，尤其在小儿推拿的临床应用中更为广泛。一般认为，手法的补泻作用，主要与所用手法的性质、刺激的强弱和时间的长短有关，对比关系见表 3-1。

表 3-1　推拿的手法对比

| 手法 | 刺激强度 | 作用时间 | 主要功用 |
|:---:|:---:|:---:|:---:|
| 补法 | 刺激较弱，较浅 | 作用时间较长 | 兴奋作用 |
| 泻法 | 刺激较强，较深 | 作用时间较短 | 抑制作用 |

此外，决定手法补泻作用的因素，还有下面几种。

- 顺经为补，逆经为泻。
- 轻揉为补，重揉为泻。
- 缓摩为补，急摩为泻。
- 推上为补，推下为泻。
- 旋推为补，直推为泻。
- 向心为补，离心为泻。

手法所起的补泻作用的含义与用药不同，它不像补药或泻药能进入人的身体，而是通过手法对经络穴位或特定部位的各种不同方式的刺激，使身体内部得到调节，从而起到扶正或祛邪之功效，使阴阳处于相对平衡状态，而这就是推拿补泻手法的含义。

## 冠心病推拿常用手法

按照手法的动作形态，可把常用的推拿手法归纳为六大类：摆动类、摩擦类、振动类、挤压类、叩击类、运动关节类。现介绍与冠心病治疗有关的几种主要手法。

## 摩法

**【动作要领】**

### 1. 指摩法

指掌部自然伸直，并拢，腕关节微屈，将示、中、环、小指的末节面附着于治疗部位，沉肩、垂肘，以肘关节为支点，前臂主动摆动，带动腕、指在体表做环旋摩动。

### 2. 掌摩法

手掌自然伸直，腕关节背伸，将手掌平放在治疗部位，以掌心或掌根为着力点，连同前臂一起做环旋摩动。

**【注意事项】** 操作时着力部位要紧贴皮肤，动作要稳。本法操作必须暴露治疗部位。

**【临床应用】** 摩法刺激柔和舒适，适用于全身各部，以胸腹及胁肋部常用。腹部应用，具有和中理气、消食导滞、调节胃肠蠕动等功能；胸胁部应用，具有宽胸理气、宣肺止咳的功能；腰背、四肢部应用，具有行气活血、散瘀消肿之功；少腹部应用，具有温宫散寒、补益肾气之功。

## 推法

**【动作要领】** 用指、掌、肘着力于一定的部位上，做单向的直线运动。根据着力部位的不同，分为指推法、掌推法、肘推法。

**【注意事项】** 在治疗部位涂少量润滑剂，着力部位要紧贴体表的治疗部位，呈直线运动，不可歪斜。操作时向下的压力要适中，过轻则无治疗效果，过重易引起皮肤折叠而发生破损。推进的速度宜缓慢，约 50 次 / 分。

【临床应用】可在人体各部使用。有温经通络、活血止痛、健脾和胃、调和气血之功。指推法适于肩背、胸腹、腰臀、四肢部；掌推法适于面积较大的部位，如腰背、胸腹及大腿部；肘推法是刺激最强的一种，适于腰背脊柱两侧华佗夹脊及两大腿后侧，常用于体型壮实、肌肉丰厚及脊柱强直或感觉迟钝的患者。

## 按法

【动作要领】

**1. 指按法**

用拇指指端或指腹按压体表。

**2. 掌按法**

用单掌或双掌重叠按压体表。

【注意事项】操作时着力部位要紧贴体表，不可移动。用力时要由轻到重，不可用暴力。

【临床应用】按法在临床上常与揉法结合，组成"按揉"手法，具有放松肌肉、开通闭塞、活血止痛的作用。指按法适用于全身各部穴位；掌按法常用于腰背部和腹部，用于治疗各种急、慢性痛症，如胃脘痛、头痛、牙痛、胆绞痛、肢体酸痛麻木等病症。

## 点法

【动作要领】

**1. 拇指点**

用拇指端点压体表。

### 2.屈指点

有屈拇指（用拇指指间关节桡侧点压体表），或屈示指点（用示指近侧指间关节点压体表）。

**【注意事项】** 操作时点压的方向要垂直向下按压。用力时要由轻而重，平稳持续，力量逐渐增加。本法结束时，继以揉法，不宜突然松手。

**【临床应用】** 本法刺激很强，常用在肌肉较薄的骨缝处。具有开通闭塞、活血止痛、调整脏腑功能的作用。

## 拍法

**【动作要领】** 手指自然并拢，掌指关节微屈，腕关节放松，用前臂力量或腕力，使整个虚掌平稳而有节奏地拍打患部。

**【注意事项】** 用力要由轻而重，平稳持续，力量逐渐增加，动作灵活而柔和。

**【临床应用】** 本法接触面积大，适用于肩背、腰臀及下肢部。具有舒筋通络、行气活血、消除疲劳、解痉止痛的作用。常用于治疗风湿酸痛、局部感觉迟钝或肌肉痉挛急性扭伤、慢性劳损等症。

## 点穴法

此法由武功点穴演变而来，用中指、三指（示、中、拇指）或五指的指端，点叩人体经络穴位，以产生酸、胀、麻、痛的感觉。

**【动作要领】**

### 1.中指点穴法

操作者示指按于中指背面，拇指指腹紧抵住中指末节关节，腕关节固定，运用前臂力量，用中指指端点叩治疗部位。

### 2. 三指点穴法

操作者拇指指腹紧抵住示、中指末节，腕关节固定，以肘关节为中心，运用前臂力量，用拇、示、中三指端点叩治疗部位。

### 3. 五指点穴法

用拇指与其余四指指腹相互并拢呈梅花状，腕关节固定，以肘关节为活动中心，运用前臂力量，用五指指端点叩治疗部位。

【注意事项】点穴时，动作要灵活、准确，并有弹性；点穴要有节奏感，一般有以下 4 种节律：一虚一实、二虚二实、三虚二实、五虚二实，虚点用力轻、速度快，实点用力重、速度稍慢。点穴一般有轻、中、重 3 种强度，轻点是以腕关节为中心，中点是以肘关节为中心，重点是以肩关节为中心。临床上使用时，可配合掐法、拔法、按法、肘压法等辅助手法。

【临床应用】本法刺激性强，常用于经穴、阿是穴，有较好的行气活血、疏通经络、缓急止痛之功效。

## 拿法

【动作要领】用拇指和示、中两指，或用拇指和其余四指作相对用力，在一定的部位和穴位上进行节律性地提捏。

【注意事项】用力时要由轻而重，动作要缓和而有连贯性。操作时腕关节放松，着力面为螺纹面，不可用指甲内扣。

【临床应用】因本法刺激较强，临床上常配合揉搓等手法，以缓和刺激。本手法具有祛风散寒、开窍止痛、舒筋通络等作用，运用相当广泛，常用于头部、颈项部、肩背部和四肢。

## 揉法

操作者用手指指腹或手掌紧贴在体表上，稍用力向下按压，然后带动肌肤做轻柔缓和的回旋转动。

**【动作要领】**

**1. 中指揉**

中指伸直，示指搭于中指远端指间关节背侧，腕关节微屈，用中指指腹着力于一定的治疗部位，以肘关节为支点，前臂主动摆动，带动腕关节摆动，使中指指腹在治疗部位上做轻柔的小幅度环旋运动。

**2. 大鱼际揉**

操作者沉肩、垂肘，腕关节放松，呈微屈或水平状，拇指内收，四指自然伸直，用大鱼际附着于治疗部位，稍用力下压，以肘关节为支点，前臂做主动摆动，带动腕部，使大鱼际在治疗部位上做轻柔和缓的环旋转动，并带动该处的皮下组织一起运动。

**3. 掌揉法**

操作者用手掌掌根附着于治疗部位或穴位，稍用力下压，腕关节放松，以肘关节为支点，前臂做主动摆动，带动腕以及手掌，连同前臂做小幅度的回旋运动，并带动该处的肌肤一起揉动。

**【注意事项】** 本手法着力面积大，且柔软舒适，刺激更为柔和，老幼皆宜。

**【临床应用】** 临床上常用于面部、胸腹部、胁肋部、四肢关节。

## 冠心病推拿的治疗方法

**1. 头面部操作**

**【部位】** 印堂、风池、百会，以及眉弓、头面部。

**【手法】** 推法、揉法、按法。

**【操作】** 推印堂、眉弓 1 ~ 5 遍；自上而下推桥弓穴，先推左侧，再推右侧，每侧约 1 分钟；然后按揉百会、风池 2 ~ 3 分钟。

**2. 胸背部操作**

【部位】心俞、肺俞、膈俞、膻中、中府及背部。

【手法】揉法、摩法、推法。

【操作】一指禅推法推心俞、肺俞、膈俞,揉膻中,摩中府,操作时间10～20分钟。

**3. 上肢部操作**

【部位】内关、神门及双上肢。

【手法】按法、揉法、拿法。

【操作】按揉双内关、神门,拿双上肢,操作时间10～20分钟。推拿的一疗程以10～15次为宜,疗程间休息2～3日。

【辨证加减】

**1. 胸阳痹阻**

加按揉章门、期门、风池,搓两胁,以患者略感酸胀感为度。

用梳法梳胸部巨阙、膻中两穴各2分钟,运腹部约5分钟。

**2. 心脉瘀阻**

加按揉厥阴俞、肝俞、期门、巨阙、三阴交,以透热为度。

用右手大鱼际部或手指端按摩头项部、背部膀胱经第一侧线,操作5～10分钟。

**3. 痰浊内阻**

加按摩足太阳膀胱经上的背俞穴分布区域,以微红为度,重点按揉脾俞、胃俞、大肠俞。

横擦背部、肩胛骨之间,以热为度。

点按足三里、丰隆、三阴交,每穴各施术2～3分钟。

### 4.气阴两虚

加揉中脘，拿血海、足三里，延长推脾俞、肝俞。

双手掌重叠按揉或用一指禅推法，施术于心俞、厥阴俞、华佗夹脊穴5分钟。

按揉翳风，拿风池，按哑门。

### 5.心肾阳虚

加推肾俞、命门、至阳，拿太冲，推听宫、听会、耳门。

先用一指禅推法施于中脘、天枢、关元、气海穴，每穴约1分钟；再施于顺时针摩腹，时间约为5分钟。

用大鱼际沿胸骨正中分别向左右腋中线推运至两胁部3～5分钟，以胸闷、心悸减轻为度。

### 6.阳虚欲脱

患者仰卧位，加摩腹5分钟，按气海、关元2分钟。

以一指禅推膻中、气海各2分钟，掌振膻中、气海各2分钟。

再点按关元、内关、足三里，拿三阴交，按揉脾俞、胃俞、膈俞，擦督脉经。

## 冠心病推拿疗法的注意事项

### 推拿禁忌

治疗前应辨证辨病，全面了解患者的病情，排除推拿禁忌证。

在急性心肌梗死发作期间或心力衰竭时，一般不宜使用推拿。心绞痛猝然发作时，患者应立即静卧休息。

对于饱后、酒后、暴怒后、大运动量后的患者，一般不予立即治疗。

### 正确推拿

操作者在为患者推拿时，必须选择适当的位置。在进行胸部、腹部、腰背部、四肢操作时，可选择自然站立位，两腿呈丁字步或弓步；在头面部、颈部、肩及上肢部、胸腹部、下肢部进行推拿时，可采取坐姿。

推拿作为冠心病的辅助治疗方法，在施术过程中，操作者要随时观察和询问患者的反应，适时地调整手法与用力的关系，掌握适宜的刺激量，做到均匀柔和、持久有力。手法刺激切忌过重，以患者感到酸胀即可。手法过重反而会加重症状。

患者应采取适当的体位以配合治疗，一般多取仰卧位，即面部向上，双上肢置于身体两侧，双下肢自然伸直，上肢置于面部下方或体侧。在背部施术时，患者取侧卧位，双下肢自然屈曲，或下面腿伸直而上面腿屈曲，下面上肢屈肘约 90° 上面上肢自然伸直置于体侧或撑于体前床面。

冬季进行推拿时，要注意保暖，坚持使用介质（如滑石粉等），以防止损伤患者的皮肤。

# 冠心病的饮食调理

药物是人类保健、治病的物质基础，但常用的中草药中却包括有不少食物，在历代《本草》中所收载的药物，就有不少为日常的食物。

中医早就有药食同源之说。也就是说有些东西，只能用来治病，就称为药物，有些东西只能作饮食之用，就称为食物。但其中的大部分东西，既有治病的作用，同样也能当作饮食之用，称为药食两用。中药与食物的共同点是可以用来防治疾病，它们的不同点是，中药的治疗药效强，用药正确时，效果突出。但不可忽视的是，药物虽然作用强但一般不会经常吃，食物虽然作用弱但天天都离不了。我们的日常饮食，除供应必需的营养物质外，还会因食的性能作用或多或少地对身体内环境平衡和生理功能产生有利或不利的影响，日积月累，从量变到质变，这种影响作用就变得非常明显。从这个意义上讲，食物并不亚于药物的作用。但需要说明的是食物能够在一定程度上防治冠心病，但对于冠心病患者来说，如果单纯使用食物治疗是不行的，治疗中要以药物为主，食疗为辅，药物和食物结合起来，才能起到较为明显的疗效。另外，选择治疗冠心病的食物时，没必要一次吃得过多，关键在于长期适量食用。

# 冠心病食物疗法的机理

　　食物疗法，是指以营养学为基础，根据各种疾病的营养需要，应用日常食物通过饮食的调理，来防治疾病的一种自然疗法。食物疗法具有悠久的历史，中国现存最早的药物学专著《神农本草经》中，便有许多作为药物的食物记载。

　　中国历代医家十分重视饮食与疾病之间关系的研究，并留下了许多文献资料。近代食物疗法发展更快，内容更丰富，方法也更加科学，人们对各种饮食的营养成分，各种体质和疾病的饮食宜忌以及食物之间的相互作用等，都做了较为详细的研究。血中胆固醇过高是冠心病的主要发病因素之一，而这多由饮食的不合理所造成。长期高糖、高脂肪饮食，能引起胰岛素增多和抗胰岛素作用，导致内源性高脂血症，从而加大冠心病发作的可能性。相关资料表明，合理的饮食可以在一定程度上预防、控制冠心病的发生发展，并改善冠心病患者的症状，促进康复。因此，食物疗法作为一种简便、有效的自然疗法，受到冠心病患者的关注和喜爱。

## 什么是食物的性味

### 食物的性

　　性味之"性"，是指食物具有的不同属性，包括寒、凉、温、热 4 种特性，习称"四气"。另外还有平性，即药性平和。食物性质的确定，是从食物作用于身体后产生的反应概括出来的，其属性一般可以通过其功效来反映：如具有清热作用的食物，其性寒凉，具有寒凉特性的食物，多有清热、润燥、生津等作用。

### 食物的味

性味之"味"，即滋味，包括口尝及理论推测两方面。口尝是通过人们的味觉器官直接感受到的，如生姜味辛、白糖味甘、海带味咸等；所谓理论推测，是指某一物质具有某种味道，临床上能治疗某种病证，但口尝却无这种感受。食物的味包括辛、甘、酸、苦、咸（涩、淡）五种，习称"五味"，其作用和中药学所介绍的相同。

### 什么是食物的功效

食物的功效，是对食物的预防、治疗、保健等作用和疗效的直接概括，是食物治疗疾病的主要依据。一个具体的功效，往往能综合反映一种食物性能的多个方面。每一种食物都具有中药学理论意义上的功效，这些功效大致可以概括为以下几类。

- 协调阴阳，如河虾壮阳、银耳滋阴、葱白通阳。
- 调理气血，如菠菜养血、黄豆益气、萝卜行气、食醋活血。
- 调整脏腑，如蜂蜜润肺、海参补肾、洋葱和胃、百合清心。
- 祛邪除病，如菠萝清暑、酒散寒、鸽肉祛风解毒、海带消痰等。

食疗是通过调整全身功能而起到治疗疾病作用的。有针对性地选用具有不同功效的食物来祛除病邪、消除病因，纠正阴阳的偏盛偏衰，恢复脏腑功能的协调，便能促使病体恢复正常，增强身体的抗病能力和适应能力，保持身体健康，延长寿命。

运用食疗的基本原则，主要包括整体性原则、辨证施食原则、辨病施食原则、平衡膳食原则。由于食物作用于人体，虽然作用平和，但仍有一定的偏性，故必须根据不同食物的特点进行灵活取舍，并应根据个人需要，选用相应食物，进行合理搭配，以符合人体健康需要。

## 常用食疗治病的应用方式

### 服用方式

食物服用主要分为两大类，即食用和饮用。按照我们国人的饮食习惯，食用是主要的，如粳米饭、粉蒸排骨；饮用是次要的，如喝酒、饮茶。

### 应用类型

食物既可单用，如炒菠菜；亦可联用，如三仙饮、八宝饭；也有药膳相兼者，如生姜、红糖以沸水浸泡代茶饮。

### 食品类型

食品种类很多，食用方法也很多，按照我们国人传统的饮食习惯，大致有如下几种。

**1. 米饭**

一般以粳米、糯米为主，蒸食用，具有补气益脾、养血的功效。

**2. 粥食**

多以粳米、糯米、玉米、小米为主，加水煮成半流质状，适用于病后、身体虚弱时进行调补。

**3. 汤羹**

多以肉、蛋、奶、鱼、银耳为主，主要起补益滋养作用。

**4. 菜肴**

多以蔬菜、肉类、禽蛋、鱼虾为主，进行凉拌、蒸、焖、炒、卤、烧、炖、氽等。

**5. 汤料**

是以某种物质加入多量的水进行煨、炖而成，如排骨汤、银耳汤。

**6. 饮料**

是将某种原料混合干燥糖粉制成干燥颗粒状散剂，如橘汁精、菠萝特饮等。

### 7. 酒

一般以粮食或葡萄经发酵后制成，酒具有散寒、活血、温胃、利尿、助药力的作用。

### 8. 散（粉）

是将食物研成末，晒干，使用时加水冲服，如糯米粉、荸荠（马蹄）粉。

### 9. 蜜膏

将食物切碎，熬取汁液，浓煎，加入蜂蜜或白糖收膏，如雪梨膏。多具有生津止咳、滋养的功效。

### 10. 蜜饯

以水果加水煎煮，快煮开时，加入蜂蜜，小火煮透即成。多具滋养和胃、润燥生津的功效。

### 11. 糖果

以糖为主，加水熬炼至稠状，再掺入其他食物的汁液、浸膏或粗粉，搅匀、熬至不黏手为止，冷却后成块。

### 12. 饼干

用面粉、糖、油、乳品、香料、疏松剂等原料加水调和成面团，经过辊压成薄片，成形烧烤而成的一种疏松干制食品，便于携带，随用随取。以上食品中，以米饭、菜肴最为主要，即每日必须进食者，饮料、酒剂、散剂、蜜饯、饼干则为副食。

## 饮食调理的食疗要点

### 就餐定时定量

对于绝大多数人来说，上午最为繁忙，营养消耗量较大，因此早餐不能草率；中午人体代谢最为旺盛，为满足生理需要，故宜吃饱；晚餐后不久就要休息，由于睡眠时人体新陈代谢活动显著降低，消化功能相对减弱，若吃得太饱，易患消化不良症。而且，傍晚是血中胰岛素的含量上升高峰期，极易促使血糖转化成脂肪贮存于腹壁之下，时间一久就会使人大腹便便。由于晚上血脂骤然升高，且睡着时人体的血流速度将会明显减慢，因此晚餐过饱易引起高血压、冠心病等疾病。冠心病患者，若晚上过食肥甘油腻，还易在睡眠中诱发心肌梗死，甚至突然死亡。

因此，冠心病患者应该形成按时就餐的习惯。三餐分配上，掌握"早宜好，午宜饱，晚宜少"的原则。一般早餐占全日量的35％～40％，最好以豆类、牛奶、鸡蛋等高蛋白食品为主；午餐占全日量的40％～45％；晚餐占20％～25％，且一定要清淡。

### 进食细嚼慢咽

细嚼慢咽是一种良好的进食习惯，可以使食物得到充分的消化、吸收，对胃肠功能有一定的保护作用。同时，细嚼慢咽使血液有充裕的时间进行再分配，在保障消化系统血液充足的同时，不至于引起重要脏器血液供应的突然减少。这对于冠心病患者而言，尤其重要。

### 忌挑食偏嗜

因为挑食不仅使身体得不到全面的营养，导致某些必需物质的缺乏，而且挑食还易引起消化功能的紊乱，故冠心病患者需加以注意和避免。

### 讲究合理调配

#### 1. 阴阳相调

食物之味，若按中医阴阳归纳，则"辛甘发散为阳，酸苦涌泄为阴，咸味涌泄为阴，淡味渗泄为阳"，食物不同对人体产生的影响也不同。因此，在食用阴阳两种不同性质的食物时，必须强调阴阳相调，注意其相互制约和相互生化的作用。如在养心阴食物中，加入胡椒、花椒、茴香、八角、干姜、肉桂等辛燥的调味品，就可调和或克制养阴品滋腻太过之偏。在补心阳食物中，若加入青菜、青笋、白菜根、嫩节根、鲜果汁以及各种瓜类甘润之品，则能中和或柔缓温阳食物辛燥太过之偏。

### 2. 提倡素食

提倡素食和淡食对于养心也很重要。《素问·生气通天论》"膏粱之变，足生大疔。"就是指嗜食肥美厚味，容易引起属火的痈疮一类疾病。在长期临床实践中也发现，贪食肥甘厚味，容易生痰化火，导致疔疮等疾病。现代研究证实，人体摄入过多脂肪，会使脂肪在体内堆积，附在血管壁上，致使动脉硬化；附在心脏上，会导致脂肪心；积存在皮下和腹腔内，会造成过度的肥胖。

所谓淡食，并不是不吃有滋味的食品，而是饮食之味不要太过，特别是要控制盐的摄入量，这对于健康大有益处。研究发现，高血压、动脉硬化、心肌梗死等疾病的增加，与过量食盐有密切关系。

# 冠心病患者的药膳疗法

药膳疗法是指应用具有药性的食物及药物，烹调成菜肴以防治疾病的一种自然疗法。它是在中医理论指导下，根据食物和药物的性味，针对不同的病情和体质，按照辨证施治的原则，将食物和药物烹调成菜肴，以治疗疾病的具有传统中医特色的一种疗法。药膳的主要优点是安全、有效，不仅可以治病，而且适口、充饥，易于被患者接受。

在应用药膳疗法时，需要清楚药膳的治疗效果是有限的。药膳主要用来帮助患者增强体质、减轻症状、稳定病情，是治疗的辅助手段，但不能代替针对性的药物疗法。

## 冠心病药膳疗法的特点

· 药膳的配伍应用以中医药理论为基础，药食的选择需以辨证论治原则为指导，而组方配伍则须遵守中药方剂学的原则。

· 药膳是食疗和药疗的有机结合。它既可以根据不同疾病的代谢特点和营养要求，有选择地摄取食物，达到食疗的目的，又可以根据不同患者的不同体质和证候特点，辨证施膳，达到药疗的效果。

· 药膳治病过程亦是品味佳肴的过程，各种治疗方法一般都会给患者带来或多或少的不适，而食用药膳则可一饱口福，在享受生活的同时防治疾病、强身健体。

· 药膳疗法便于在家里施行，取材于自然的食物、药物，花费不大，安全性强，制作亦不复杂。同时，还可根据患者的要求进行调整。

## 冠心病食疗药膳的烹制

药膳是一种特殊形式的食物，在发挥药膳疗效的前提下，还要兼顾滋味的可口。其常用方法主要有以下几种。

### 炖

将药物和食物同时下锅，加适量水，用旺火烧滚，撇去浮沫，再用小火烧至食物酥烂，使食物和药物的有效成分充分溶出。

### 焖

在锅里先放适量的植物油，再将食物和中药入锅煸炒，成半成品后，加入调味佐料和少量汤汁，盖紧锅盖，用小火焖熟。

### 煨

将配伍好的药膳配料用白纱布包裹成圆筒，封好两端，再均匀地涂抹上稀黄泥浆，放在有余热的草木灰中，煨到熟透。

### 蒸

将食物、中药和调料混拌均匀，置蒸笼中，用蒸汽蒸熟。具体又分为粉蒸、包蒸、封蒸、扣蒸、清蒸等法。

### 煮

将药物与食物调配好后，放入锅内，加清水，先用旺火烧滚，再用小火煮至食物熟透或成粥。

### 炒

将锅烧热，下植物油，一边用武火滑锅，一边依次将准备好的食物、药物下锅，同时用勺快速翻拌。

### 卤

先将食物与中药配好，再入卤汁中浸渍，用中火逐步加热烹制，使卤汁逐步浸透直至食物全部熟透。

## 冠心病饮食调理的注意事项

### 食疗方的辨证选用

体质有气血阴阳之盛衰，疾病有虚实寒热之差异，药食有四气五味之特性，因此在具体用膳时，要结合体质特点、疾病性质，辨证地选料烹调。如冠心病常以胸阳痹阻、阴寒湿浊内困为主，针对这种病机特征，宜选用辛温宣化行气之品调配化裁，日常膳食除一般米谷麦类，可选用既清淡又富营养的副食和蔬菜。

### 食疗方的服食禁忌

有些食物对所服之药有不良影响，应加以注意，如甘草、黄连、桔梗、乌梅忌猪肉，薄荷忌鳖肉，茯苓忌醋，鳖血忌苋菜，鸡肉忌黄鳝，蜜忌葱，天冬忌鲤鱼，白术忌大蒜、桃李，人参忌萝卜等。

冠心病患者宜低脂肪饮食，伴有高血压及水肿者应少放盐，糖尿病患者不能配淀粉过多或含糖类的药膳。

### 食疗方的烹调卫生

首先，烹调人员要健康无病，特别是没有传染病；其次，要做到食具卫生，环境卫生，贮存妥善；最后，药食原料要精选，洗净。既要容易被身体消化吸收，又要讲究粗细荤素搭配，营养全面，同时还能让患者乐于接受，便于长期坚持。

### 食疗调养的饮食禁忌

### 忌用食品

#### 1. 油腻之品

高脂血症是冠心病的主要危险因素。血清脂质的升高，尤其是胆固醇的上升，会损伤动脉的内皮细胞，引起动脉粥样改变，从而使得血液流行变得涩滞，进而诱发心肌缺血、缺氧。

所以无论从防止冠心病的角度，还是从心绞痛的立场，都应该忌食油腻厚味之品。

### 2. 高胆固醇食物

动物的脑子、脊髓、肝脏和其他内脏，以及蛋黄、少数鱼类、贝介类（如蚌、螺、蛏、蚬、蟹黄）、墨鱼、鱿鱼、鱼子等，均含有大量的胆固醇，经常摄取易使胆固醇升高，引起或加重冠心病。

### 3. 高糖饮食

糖尿病患者常并发冠心病，说明血糖的升高与冠心病有密切关系。血糖升高使得三酰甘油合成增加，从而引起血脂升高。此外，血糖升高，还会使血液呈现出高黏滞的状态，血液流动速度变慢，将导致心肌缺血、缺氧。所以冠心病患者应忌高糖食品，避免引起血糖过高。

### 4. 盐

高血压病是冠心病的主要危险因素。研究表明，限制盐的摄入对控制高血压病有积极意义。血压的降低可使心脏负荷下降，从而使心肌耗氧减少，有利于冠心病的防治。此外，当冠心病患者出现心力衰竭时，限制钠盐的摄入，可减轻心脏负荷，改善心脏功能，从而有利于疾病的治疗。

### 5. 浓茶、浓咖啡、烟

茶叶和咖啡中所含的茶碱和咖啡因，可兴奋神经中枢、心血管，从而引起心跳加快、心律失常、兴奋或不安。冠心病心绞痛患者，喝过浓的咖啡和热茶时，更易产生上述这些不良影响。

香烟中的有害物质尼古丁会对循环系统造成直接的损伤，它将导致外周血管收缩，血压上升，心率加快，心肌耗氧量上升，从而引起心律失常。而且，随着烟雾吸入肺部，大量的一氧化碳弥散进入血液，导致血红蛋白结合氧的能力下降，从而使得心肌发生缺血、缺氧，以至于诱发心绞痛，甚至心肌梗死和猝死。

饮食过饱会使体重增加，导致超重和肥胖，从而使得冠心病的发生率也进一步上升。而暴饮暴食则易使胃肠道压力上升、充血，血糖和血脂增加，从而导致冠状动脉供血不足，引起心肌缺血、缺氧。若晚餐暴食，更易引起心绞痛和心肌梗死的发生。

**慎用食品**

### 1. 菜籽油

菜籽油不宜偏食、多食。虽然菜籽油里含有大量的亚油酸，有助于降低人体血液中胆固醇的含量；但菜籽油属于不饱和脂肪酸，食用过多很容易在人体内被氧化，从而导致脂质过多，也会引起心肌梗死等疾病。

### 2. 花生

实验表明，花生能缩短凝血时间及再钙化时间，提高血浆中肝素的耐受能力，增进血栓形成与凝血酶原活性，患者食用，将会加重病情。

### 3. 白鳝

白鳝含较多的胆固醇，食用过多会加重病情。

### 4. 猪油

猪油中含有饱和脂肪酸和较高量的胆固醇，食入后多余的胆固醇和脂肪会沉积在血管管壁上，使管壁硬化而失去弹性，加重动脉粥样硬化患者的病情，故不宜食用。

### 5. 豆腐

豆制品中含有丰富的亮氨酸，食入过多或久食，这种氨基酸会在酶的作用下转变为同型半胱氨酸。同型半胱氨酸会损伤动脉器官内壁的细胞，促使血管硬化，加重心血管系统疾病的病情。以豆腐每日 200g，每日大豆 20 ～ 30g 为宜。

### 6. 猪肝

每人每天从食物中摄取的胆固醇含量，最好不超过 300mg，而 100g 鲜猪肝中所含的胆固醇竟高达 400mg 有余。显然，冠心病患者过量食用猪肝将不利于稳定病情。

### 7. 乌骨鸡

乌骨鸡含有较多的脂肪和胆固醇，多食会影响心血管系统疾病的病情。

### 8. 鲥鱼

心血管疾病患者不宜多食鲥鱼。鲥鱼含脂肪量较高，多食可使血脂增高，加重心血管疾病的病情。

### 9. 鸡蛋

高脂肪的饮食会加速心血管系统的硬化与衰老，而鸡蛋所含的脂肪量较多，每 100g 鸡蛋脂肪量约为 11.6g，故冠心病患者应尽量少食。

### 10. 大蒜

研究表明，过量食用大蒜会使心脏病加重，同时，还会杀死对人体有益的细菌，影响对 B 族维生素的吸收。大蒜每天 1 ~ 2 瓣为宜［<0.125g（kg·d）］。

# 冠心病各型辨证施膳调理

## 胸阳痹阻型冠心病

### 肉丝炒洋葱

【用料】瘦猪肉丝 60g，洋葱丝 120g，豆油 15g，豉油、姜末、盐各适量。

【制法】炒锅内放豆油，烧热，放入肉丝煸炒，炒至八成熟。加入豉油、姜末、盐，翻炒数下，倒入洋葱丝，炒拌均匀。淋上豉油，颠翻几下，出锅即成。

【用法】当饭菜佐餐，随意食用。

【功效】洋葱为药食两用之品，洋葱的药用价值在于活心血、降血脂、改善心脏的供血功能，与肉丝同炒后鲜香可口，能宣痹通阳。适合胸阳痹阻之冠心病，可经常食用。

## 三杯仔鸡

【用料】嫩仔鸡 500g，甜米酒 20ml，葱 12g，猪油 20g，生姜 12g，麻油、豉油各适量。

【制法】洗净嫩仔鸡后，去头及爪，将鸡肉切成 2cm 见方的鸡块。放进砂锅后，加入切碎的葱、姜片、猪油、豉油、甜米酒等，用小火炖约半小时。等鸡汁渐干时，加上少许麻油即可。

【用法】当饭菜佐餐，吃肉饮汤。

【功效】生姜、葱白、甜米酒均为药食两用之品，可温补心阳，与仔鸡同制成药膳佳肴后，更适宜心阳不足阳虚的老年冠心病患者食用。

## 生姜桂枣粥

【用料】鲜生姜 10g，桂枝 5g，大枣 5 枚，粳米 60g。

【制法】将粳米淘洗干净，大枣洗净去核，生姜洗净切碎。生姜末与大枣、桂枝、粳米同入锅中，用大火煮沸，再转用小火熬成粥。

【用法】早、晚分食。

【功效】生姜散寒解表、温中化饮；桂枝温经通阳，对胸阳不振引起的胸痛、心律不齐及心脾阳虚、水饮内停导致的心悸气短均有明显疗效；大枣养心宁神。本粥对寒邪凝聚导致的心律失常，有辅助治疗作用。

## 二白粥

【用料】薤白 10 ~ 15g（鲜者 30 ~ 60g），葱白 2 段，粳米 100g。

【制法】上两味药洗净，切碎，煎汤，后与粳米同煮粥。

【用法】早、晚分食。

【功效】薤白俗称野薤白，具有较好的温通心阳、宽胸理气、活血化瘀功效，为中医治疗胸闷心痛的传统药食兼用之品。本方对阴寒湿浊凝滞胸中、阳气不得宣通引起的冠心病胸闷、疼痛，有良好的宣痹通阳止痛作用。

## 刺五加甘草茶

【用料】刺五加 20g，炙甘草 3g。

【制法】将上述药物研粗末，置保温杯中，以沸水冲泡，加盖焖 15 分钟即成。

【用法】代茶，频频饮用，可连续冲泡 3 ~ 5 次。

【功效】刺五加性温味辛，传统作强健筋骨、祛风除湿之药。现代药理研究发现，刺五加能使身体处于"增强非特异性防御能力状态"，无论在生理或病理状态下，均可在一定程度上使人体器官系统功能趋于正常。刺五加还可增强身体对各种有害刺激的抵抗力，如耐寒、耐热、耐劳、耐受电磁辐射、耐受化学刺激以及耐受高山缺氧等。临床实践发现，刺五加对冠心病、高血压有较好疗效，适合胸阳痹阻型冠心病患者。

## 五味子酒

【用料】五味子 50g，低度白酒 500ml。

【制法】五味子洗净，装细口瓶中，加低度白酒至 500ml，封紧瓶口，每日振摇 1 次，半个月后开始饮用。

【用法】每日 3 次，每次 15ml。

【功效】五味子有养心安神之功效，对心阳不足、心神失养导致的心悸怔忡有效，与白酒配伍后，温阳定悸作用较为明显。故能温补心阳、安神定悸，对心阳不振引起的心律不齐患者较为适宜。

## 酸枣根酒

【用料】酸枣根 30g，半夏 10g，黄酒适量。

【制法】将酸枣根洗净，切片，与半夏同入锅中，加水适量，煎煮 30 分钟，去渣取汁，调入黄酒即成。

【用法】上、下午分服。

【功效】酸枣根为酸枣树之根，其成熟的种子称为酸枣仁，对心肌缺血有明显的对抗作用，所含的酸枣总皂苷对缺氧、缺血及心肌损伤有保护作用。酸枣根与酸枣仁有类似功效，仅力量较弱而已。再与和胃化痰的半夏，温阳散寒的黄酒，同制成药酒，不仅可温通心阳，而且可以养心安神。适合胸阳不足型冠心病。

## 心脉瘀阻型冠心病

### 大蒜烧茄子

【用料】大蒜 15g，茄子 250g，葱花、姜末、蒜茸、豉油、白糖、盐、清汤和植物油各适量。

【制法】将茄子洗净，切块，放入烧热的植物油锅内翻炒片刻，再加入适量姜末、盐、豉油、大蒜、蒜茸和清汤，烧沸后用小火焖 10 分钟，拌匀，撒入葱花、白糖即成。

【用法】当饭菜佐餐，随意食用。

【功效】现代营养学研究资料表明，大蒜为高钾低钠食品，可以比较稳定地降低血压。此菜肴中茄子性凉味甘，有清热凉血、通络散瘀、消肿止痛、宽中散血等功效。现代营养学研究资料表明，茄子是强化血管功能的食物，被誉为"心血管之友"。适合气滞血瘀型冠心病。

## 蒜茸拌海带

【用料】大蒜头 30g，海带 30g，盐、红糖、麻油各适量。

【制法】先将海带放入清水中浸泡 12 小时，适时换 2 ~ 3 次水，然后将海带洗净，切成细丝，放入碗中，备用。将大蒜剥去外皮，取瓣用清水洗净，切碎，剁成大蒜泥，调和在海带丝中。然后再加盐、红糖各少许，搅拌均匀，最后淋入麻油。

【用法】可随意食用。

【功效】化痰活血，泄浊降脂。适合痰瘀阻络型冠心病、高脂血症、高血压病。

## 当归炖鸡

【用料】母鸡 1 只，当归 30g，醪糟汁 60g，姜、葱、胡椒粉、盐各适量。

【制法】将母鸡宰杀洗净，当归润透切片。将鸡放入砂锅，加水、醪糟汁、当归、姜、葱、盐，盖严锅口，先用大火烧开，再用小火炖 3 小时，出锅时撒上胡椒粉即成。

【用法】当饭菜佐餐，随意食用。

【功效】当归为伞形科植物当归的根，味甘、辛，性温，具有补血活血的功效，古代医家认为当归"使气血各有所归""血滞能通，血虚能补，血枯能润，血乱能抚""温中止痛，除客血内塞"。现代医学研究认为，当归是心血管系统疾患的良药，可增加冠状动脉血流量，对血小板聚集有抑制作用。

因而，以此制作药膳，可作为冠心病患者的防治佳品。本菜肴中鸡肉甘温补气，适合气滞血瘀型冠心病患者，兼有气血不足者尤为适宜。

## 山楂扁豆韭菜汤

【用料】山楂 30g，白扁豆 20g，韭菜 30g，红糖 15g。

【制法】将山楂、白扁豆、韭菜洗净，山楂切片，韭菜切段，三味同入锅中，用小火煮 30 分钟，去渣取汁，调入红糖即成。

【用法】上、下午分食。

【功效】鲜山楂活血化瘀，消食导滞；白扁豆健脾助运，消食化积；韭菜温通心阳。以上三种果蔬合用，共奏活血化瘀、消积通脉之功，气滞血瘀型冠心病，对兼有心阳不振者更为适宜。

## 代代花粥

【用料】代代花 15g，粳米 100g，冰糖适量。

【制法】先将粳米淘洗干净，放入开水锅内煮粥，待粥黏稠时，放入代代花与冰糖，再煮片刻即成。

【用法】早、晚分食。

【功效】代代花性平，味甘、苦，可理气宽胸，舒肝和胃。与粳米煮粥，对冠心病患者胸闷、胸痛，情绪不畅而加重者有治疗作用。如不煮粥，开水冲泡代茶饮亦可。

## 山楂红花茶

【用料】山楂 30g，红花 10g，茶叶 5g。

【制法】将上述三味各加 10 倍量，共研粗末，装瓶备用。每日取 45g

粉末，放入暖水杯中，冲入沸水，加盖焖 10 分钟。

【用法】不拘时间代茶频饮。

【功效】山楂以行瘀破血、消除食积见长，有强心、促进消化和抑菌作用。红花属活血化瘀药，与山楂配合，可因作用相同而相得益彰，再加清心的绿茶，防治心血瘀阻、经脉闭塞的冠心病，疗效显著。

## 丹参杜仲酒

【用料】杜仲 30g，丹参 30g，川芎 20g，米酒 750ml。

【制法】将上述三味药共研细，同入白纱布袋中，置于净器中，入酒浸泡，密封，5 天后开启，去掉药袋，过滤装瓶备用。

【用法】每日 2 次，每次 20ml（1 小盅）。

【功效】杜仲味甘、微辛，性温，传统用作补肝肾、强筋骨之药。丹参、川芎皆为活血化瘀药，对心血管系统疾病有益。对气滞血瘀型冠心病患者来说，本品活血行气，颇为相宜。

## 红花归芍酒

【用料】红花 100g，当归、赤芍、桂皮各 50g，低度白酒 1500ml。

【制法】将上述药物干燥后捣为粗末，与白酒 1000ml 一起置于净器中，浸泡 10 ~ 15 天，密封；开启后过滤，补充白酒 500ml 续浸药渣，密封；3 ~ 5 天后开启，过滤，与第一次滤液混合，装瓶备用。

【用法】每日 2 次，每次 15 ~ 20ml（1 小盅）。

【功效】药理研究表明，红花有明显的降血脂作用，对冠心病气滞血瘀、血脂偏高患者甚宜。当归亦属温性，有温通经脉之功效，冠心病患者用之可扩张冠状动脉，增加冠状动脉血流量，抑制血小板聚集，减少血栓形成机会。当归与红花配合，对气滞血瘀型冠心病的治疗有协同作用。

### 痰浊内阻型冠心病

#### 马蹄烧冬菇

【用料】马蹄 250g，水发冬菇 100g，盐、白糖各适量。

【制法】马蹄去皮，切片；冬菇洗净，去蒂；起锅翻炒，并加入盐、白糖等调料，炒至菜熟。

【用法】当饭菜佐餐，随意食用。

【功效】马蹄，学名荸荠，为药食两用佳品，善于化痰散结；冬菇为常用的食用菌，它所含的腺嘌呤、胆碱、酪氨酸、氧化酶及某些核酸物质，可起到扩张冠状动脉、降低血脂、软化血管等作用。马蹄配伍冬菇，制成药膳佳肴，不仅可大饱口福，且能对痰瘀阻络型冠心病起到辅助治疗作用。

#### 石菖蒲炖猪心

【用料】鲜石菖蒲 12g，猪心 1 个（重约 200g），盐 2g，黄酒 10g，精制植物油 30g。

【制法】将石菖蒲用水洗净，切成片，猪心用刀一剖为二，洗净并切成片。炒锅烧热放油，烧至八成热时投入猪心煸炒，再加入黄酒。待猪心片变色时，盛起放入蒸盆内，再放入石菖蒲片、盐，然后倒入 100ml 清水。将蒸盆放入锅内，隔水炖 20 分钟即成。

【用法】当饭菜佐餐，随意食用。

【功效】石菖蒲有芳香化湿、开窍宁神功效，古代常用于痰热壅闭心包所致的神昏症，近代临床用于痰湿阻闭之冠心病、心绞痛。与猪心一同炖，其宁心安神通窍作用得以加强。

## 海带海藻汤

【用料】海带、海藻各 30g，黄豆 100g，盐、麻油各适量。

【制法】将海带、海藻用水泡发、洗净，与泡发的黄豆同入锅中，加水适量，大火煮沸，改小火煮至海带、海藻、黄豆熟烂，加入盐，再煮沸，淋入麻油即成。

【用法】上、下午分食。

【功效】海带、海藻均为海洋生物，都有消痰软坚、利水消肿的作用。二者与益气健脾的黄豆制成药膳，对痰瘀阻络型冠心病，尤其偏重于痰浊者更为适宜。

## 橘皮粥

【用料】陈橘皮（研末）10g 或蜜饯橘饼 1 个，粳米 60g。

【制法】将粳米淘洗干净，入锅加水适量，大火煮沸，改小火煮成稠粥，粥将熟时放入橘皮末，或将橘饼切碎放入，同煮为粥。

【用法】早、晚分食。

【功效】橘皮又名陈皮，以橘皮之陈久者为佳。《医林纂要》曰："橘皮，上则泻肺邪，中则燥脾湿，和中气，下则舒肝木，润肾命。主于顺气、消痰、去郁。"因此，冠心病患者体形肥胖，痰多食滞，血脂过高，服此粥可降脂化痰，顺气宽胸。

## 山楂梨丝

【用料】雪梨 500g，山楂 200g，白糖适量。

【制法】将山楂洗净去核，雪梨洗净去皮去核，切成细长的丝，放在大盘中心。炒锅上火，放入白糖，加少量水熬至糖起黏丝时，放入山楂，炒至糖汁透入时起锅，将山楂一个个围在梨丝四周即成。

【用法】当点心，随意食用。

【功效】梨为本药膳方主要成分，所以重用，取其化痰止咳、清心润肺功效，辅以山楂活血化瘀、祛脂降浊。本药膳方适用于痰浊内阻导致的冠心病。

## 陈皮杏仁饮

【用料】陈皮6g，杏仁10g，桔梗6g，炙甘草2g。

【制法】将以上四味药洗净，入锅加水适量，煎煮20分钟，去渣取汁即成。

【用法】上、下午分服。

【功效】陈皮、杏仁、桔梗、甘草可燥湿化痰，宣肺止咳，对痰浊阻滞心胸引起的心痛、心悸、气短、胸脘痞闷胀满等疗效佳。

## 菖蒲梅枣茶

【用料】石菖蒲10g，酸梅肉5枚，大枣肉5枚，红糖适量。

【制法】按上述剂量，将药物放入锅中加水煎煮，再放入适量红糖，然后倒入杯中，加盖密闭，15分钟后即成。

【用法】代茶，频频饮用。

【功效】石菖蒲，自古作为延年不老药，其性味辛温，含挥发油，故气味芳香，临床主要取其化湿辟浊、宁心安神之效，主要治疗痰浊阻塞心窍，以致惊恐、心悸、失眠、健忘、不思饮食等症。现代药理研究认为，石菖蒲水提取物可扩张外周血管、降低血压、增强心肌血流量及耐缺氧能力，挥发油能使冠状动脉扩张，其所含的二聚细辛醚有降血脂作用。

## 气阴两虚型冠心病

### 玉竹卤猪心

【用料】玉竹 50g，猪心 1 个，葱、姜、盐、花椒、白糖、麻油、卤汁各适量。

【制法】将玉竹煎煮 2 次，每次 20 分钟，合并滤液。猪心剖开洗净血水后，与葱、姜、花椒等共入药汁中，置砂锅内，大火煮开后，小火煮至猪心六成熟，捞出晾干。再将猪心置卤汁锅内，小火煮熟，捞出切片，稍加调料即可食用。

【用法】当饭菜佐餐，随意食用。

【功效】玉竹性味甘，为滋补心阴的常用药物，在药膳中使用频率颇高，动物实验发现它有轻度强心作用，并能改善心肌缺血。猪心养心安神，中医认为具有"以心补心"的功效，近代研究发现猪心中胆固醇含量较高，不可经常食用，可用瘦猪肉或鸽肉代替。

### 红枸杞子鸡

【用料】童子鸡 1 只，红花 6g，枸杞子 15g，盐、生姜、料酒各适量。

【制法】童子鸡去内脏洗净，取红花和枸杞子放入鸡腹内，加盐、生姜、料酒少许，入锅中蒸熟即成。

【用法】吃鸡喝汤。

【功效】枸杞子味甘性平，长于滋补肝肾，现代药理研究发现枸杞子的提取物中，主要成分为蛋白多糖，是枸杞子补虚扶正的主要物质；红花活血化瘀，具有轻度兴奋心脏、降低冠状动脉阻力，增加冠状动脉血流量和心肌营养性血流量作用，对心肌缺血、心肌梗死有不同程度的对抗作用；童子鸡补气养血。本药膳方对气阴两虚型冠心病患者颇为适宜。

## 素烧冬瓜

【用料】冬瓜 250g，油和盐各 10g，芫荽 5g。

【制法】冬瓜削去皮，刮去瓤和籽，切成长方形块状。芫荽洗净，切成段。锅中下油，用旺火烧热后下冬瓜煸炒，炒数下后，放少量盐和水，加锅盖，烧至冬瓜熟。起锅时，加入芫荽即可。

【用法】佐餐食用。

【功效】清热生津，活血利尿，适合冠心病、高血压病、脑血管病患者。

## 素炒豆芽

【用料】黄豆芽 200g，植物油 10g，豉油 10g，醋 3g。

【制法】拣去豆芽中的豆壳及烂的茎、芽，剪去根，并洗净。锅中下油烧热，放入豆芽，用旺火煸炒，将熟时加豉油和醋，再翻炒几下即成。

【用法】佐餐服用。

【功效】清热解暑，生津开胃。适合冠心病、高血压病、高脂血症及肥胖病患者。

## 糖醋黄瓜

【用料】嫩黄瓜 200g，白糖 10g，醋 10g，麻油 2g。

【制法】黄瓜洗净，横切成 2～3mm 厚的薄片，加入白糖，拌匀，再加入醋，继续搅拌。搅拌均匀后，让黄瓜片浸渍在醋内约半小时后，滴上麻油即成。

【用法】佐餐服用。

【功效】清热解毒，止渴利尿，适合冠心病、高血压病患者。

## 玉竹枣参粉

【用料】玉竹 250g，大枣 15 枚，党参、丹参各 30g，白糖适量。

【制法】将玉竹、党参、大枣、丹参同入锅中，加水适量煎煮，每 20 分钟取药汁 1 次，加水再煎，共煮 3 次，合并药液，再以小火熬至浓稠将干时停火。温后加白糖将药液吸干，拌匀，晒干研细，装瓶备用。

【用法】每日 3 次，每次 10g，开水冲服，连服 20 ~ 30 天。

【功效】玉竹为滋阴佳品，且有养阴而不滋腻留邪的特点；党参、大枣益气健脾；丹参活血化瘀。四味合用，具有补阴、益气、化瘀三重功效。据报道，本药膳方对气阴两虚型冠心病、心绞痛及心电图异常有显著效果。

## 海参汤

【用料】海参 25 ~ 50g，大枣 5 枚，冰糖适量。

【制法】将海参洗净后，放入锅内加水适量，炖烂后加大枣、冰糖，再炖 15 ~ 20 分钟即成。

【用法】上、下午分食。

【功效】海参为刺参科动物刺参或其他种海参的全体，是著名的"海味八味"之一，富含粗蛋白质、蛋白质、黏蛋白、糖蛋白、粗脂肪、脂肪、碳水化合物、氨基酸、钙、磷、铁、碘、维生素营养成分。海参性温，味甘、咸，具有滋阴补血、补肾益精等功效，大枣益气健脾。海参配大枣、冰糖既可补气又可养阴，对气阴两虚型冠心病缓解期患者尤为适宜。

## 芝麻粳米粥

【用料】粳米 300g，黑芝麻 50g，大枣 12 枚，白糖 20g。

【制法】先将芝麻炒香研粉待用，再将粳米浸泡、淘净，放入适量开水锅中，然后将大枣洗净去核，放入锅中，慢火熬煮。待米烂熟时，调入黑芝麻粉及白糖，稍煮片刻即可。

【用法】早、晚分食。

【功效】黑芝麻性平，味甘，能滋补肝肾、补虚延年。芝麻因富含脂溶性维生素 E 及不饱和脂肪酸，故有延缓衰老、滋润皮肤、软化血管的作用。芝麻性滑，能润肠通便，故冠心病患者大便秘结时多服有益。大枣性温，味甘，能补中温胃、健脾生血。粳米亦健脾益胃。三者合煮，调以白糖为引，则味美可口，滋补力强，是冠心病患者的理想补品。

## 黄精参芪茶

【用料】黄精、党参、淮山药、炙黄芪各 15g。

【制法】将上述四味药分别洗净入锅，加适量水，用小火煎煮 20 分钟，再用大火煮沸，去渣取汁即成。

【用法】上、下午分服。

【功效】黄精、淮山药滋补脾肺，党参、黄芪补中益气，全方以滋养平补为主，不用芳香燥脾醒胃，是从"补阴配阳"之法，以求气阴双补。据现代药理研究分析，黄精之黄精醇提取物，可增强心肌收缩力，加快心率，扩张冠状动脉，增加冠状动脉血流量，改善血液流变学参数，改善动脉粥样硬化病灶。淮山药性味甘平，既能补气，又可滋阴，其所含的一些营养成分十分有利于冠心病患者的保健。黄芪、党参皆是补气佳品，对心血管系统都有良好的保健效果。诸品合用，对气阴两虚型冠心病患者颇为有益。

## 枸杞子淮山酒

【用料】枸杞子 1500g，淮山药 500g，黄精 200g，生地黄 300g，麦冬 200g，细曲 300g，糯米 2000g。

【制法】先将上述药物加工成粗末，放入锅中，加水 3000ml，加盖，置小火上煮 50 分钟，取下候冷备用。再将细曲研成细末备用。然后将糯米加水适量，置锅中蒸熟，待冷后倒入上述药材中，加入酒曲，拌匀，加盖后密封，置保温处，14 日后开启，压榨去糟渣，再用细纱布过滤后装瓶备用。

【用法】每日 2 次，每次 20 ～ 30ml，空腹温饮。

【功效】枸杞子、淮山药滋补肝肾；生地黄、麦冬滋阴生津；黄精补气益脾。诸药制为酒剂，有滋补肝肾、益气生津之功效。酒方中诸品对心血管系统，特别是气阴两虚型冠状动脉的扩张与流畅、心肌收缩力的增强等，均有良好的治疗效果。

## 心肾阳虚型冠心病

### 韭菜炒核桃肉

【用料】韭菜 200g，核桃仁 50g，麻油、盐各适量。

【制法】核桃仁开水浸泡后，去皮，沥干备用；韭菜择洗干净，切成寸段备用。麻油倒入锅，烧至七成热时，加入核桃仁，炸至焦黄，再加入韭菜、食盐翻炒至熟。

【用法】当饭菜佐餐，随意食用。

【功效】韭菜温中行气、补虚助阳；核桃仁温补心肾、润肠通便。本药膳方鲜香可口，主治心肾阳虚型冠心病，对偏于肾阳不足兼有便秘者尤为适宜。

### 薤白猪心蜜

【用料】新鲜薤白 250g（干品 100g），新鲜猪心 1 个，葛根、丹参、蜂蜜各 250g，黄酒 25g。

【制法】将葛根和丹参用冷水浸泡 1 小时。猪心剖开洗净，切成 4 块。将薤白、葛根、丹参连同浸液一同放入砂锅中，用中火烧开后改小火煎煮 30 分钟，滤出药液，加水复煎，合并两次药液。去渣后加入猪心和黄酒，改用小火煮 30 分钟，捞出猪心，然后熄火，将蜂蜜倒入，调拌均匀，待冷装瓶，备用。

【用法】每日 2 次，每次 15g，饭后用温开水调服，猪心切片，分 4 次蘸豉油吃完。

【功效】薤白为百合科多年生草本植物小根蒜和薤的地下鳞茎，具有通阳散结、行气止痛的功效。葛根、丹参活心血、宁心神；猪心补心安神，对心肾阳虚偏于心阳不振冠心病者尤为适宜。

## 茴香卤腰子

【用料】猪腰 1 个，小茴香 6g，卤汁适量。

【制法】在热锅内，将小茴香略炒片刻，待脆后打成细末。将猪腰撕去皮膜洗净，用尖刀从侧面划一条长约 3cm 的口子，再向里扩展成三角形，然后塞入茴香末，并用麻绳将开口处缠紧待用。将锅置中火上，倒入卤汁，调好味，放入猪腰煮沸后约 30 分钟，即可起锅。取出后，解开绳子，将其剖开两半，除去腰臊，切片装碟即成。

【用法】当饭菜佐餐，随意食用。

【功效】温补心肾。适合心肾阳虚型冠心病患者，伴有腰膝冷痛者尤为适宜。

## 参归淮山猪腰汤

【用料】猪腰 1 个，白参、当归各 10g，淮山药 30g，麻油、豉油、葱白、生姜适量。

【制法】猪腰对切，去除筋膜，冲洗干净，在背面用刀划作斜纹，切片备用。白参、当归放入砂锅中，加清水煮沸10分钟后，再加入猪腰片、淮山药，均略煮至熟后，加麻油、葱、姜，再煮沸即成。

【用法】当饭菜佐餐，随意食用。

【功效】人参、当归、淮山药益气养血补心，猪腰温肾助阳。适用于心肾阳虚、气血不足引起的心悸怔忡、气短乏力、腰膝冷痛等冠心病患者。

## 参枣桂姜粥

【用料】桂枝6g，干姜6g，白参3g，大枣8枚，粳米100g，红糖适量。

【制法】将桂枝、干姜、白参、大枣一起加适量水煎煮，沸后改小火煎成浓汁，与粳米、红糖共煮成粥。

【用法】早、晚分食。

【功效】桂枝、干姜温通心阳，兼通肾阳；人参温补心气；大枣协助人参补心气、安心神，调和诸药。以上四味药与粳米、红糖煮粥后，可温助心肾之阳气。适合心肾阳虚型冠心病，对偏于心阳不振者尤为适宜。

## 参桂酒

【用料】人参20g，肉桂10g，黄酒500ml。

【制法】将人参、肉桂研为粗末，浸泡于黄酒中，每日振摇1次，1周后开始饮用。

【用法】每日2次，每次20ml（1小盅）。

【功效】人参益气养心健脾，肉桂温补心肾，药借酒力，温阳作用得以加强。适用于心肾阳虚型冠心病患者。

## 阴虚阳亢型冠心病

### 天麻蒸乳鸽

【用料】天麻 12g，乳鸽 1 只，绍酒 10g，姜、葱、盐、豉油、鸡汤各适量。

【制法】先将天麻用淘米水浸泡 3 小时，切片备用，再将乳鸽宰杀洗净，姜切片、葱切段。把豉油、绍酒、盐抹在乳鸽上，并将其放入蒸碗内，加入鸡汤、天麻片及葱、姜，置蒸笼内，用大火蒸约 1 小时即成。

【用法】当饭菜佐餐，随意食用。

【功效】天麻性平味甘，具有平肝息风的功效，中医认为无论寒热虚实所致的肝风均可使用本品治疗。研究表明，天麻具有镇静、止痛的作用，能降低血管阻力，增加冠状动脉和脑血流量。适合冠心病兼高血压病患者，出现头痛、头晕、失眠、烦躁等症状时，用之甚好，对合并神经衰弱者尤为适宜。

### 决明海带汤

【用料】决明子 15g，海带 9g，生莲藕 20g。

【制法】将决明子洗净，与洗净的海带、生莲藕同入锅中，加水适量，煎煮至海带、莲藕熟烂即成。

【用法】上、下午分食。

【功效】决明子性味苦、甘，微寒，有清肝明目、祛风通便等功效；海带药食两用，有较好的降脂降压、软化血管的功效；生莲藕活血化瘀、降脂止血。三味药合用，对阴虚阳亢型冠心病合并高血压病者较为适宜。

### 芹菜葛根粉粥

【用料】芹菜 50g，葛根粉 30g，粳米 60g。

【制法】先将芹菜切碎为末，再将粳米淘洗干净，入锅加水适量，烧开后撒入芹菜末和葛根粉，共同煮粥。

【用法】早、晚分食，连服 7 ~ 10 天为一疗程。

【功效】芹菜味甘，性微寒，煮粥以青茎绿者为佳，凡冠心病阴虚阳亢、肝热上扰，症见头痛、眩晕、目赤、咽干者，可用此降低血压、提神醒脑、疏通血脉；葛根善能解肌退热、生津止渴，药理研究证明葛根含有黄酮类物质，有较强的解热、缓解肌肉痉挛和扩张冠状动脉血管、增加冠状动脉血流量作用，与芹菜一起配伍粳米煮粥，用于冠心病心绞痛患者，有很好的防治效果。

## 菊花决明粥

【用料】菊花末、决明子粉各 15g，粳米 60g。

【制法】先将粳米淘净，入锅煮粥，待粥将成时，调入菊花末及决明子粉，再煮沸即成。

【用法】早、晚分食。

【功效】菊花性味甘苦微寒，传统认为本品可疏风清热、明目解毒，善治头痛、眩晕、目赤等病。药理研究证明本品对心血管系统的作用明显，能够扩张冠状动脉、增加冠状动脉血流量，从而改善心肌缺血状态，与决明子配伍疗效更佳。故临床上常用于防治阴虚阳亢型冠心病、高血压病、动脉硬化等症。

## 菊楂决明饮

【用料】菊花 5g，生山楂片 20g，决明子 15g。

【制法】将决明子打碎，与菊花、生山楂片同放入保温杯中，以沸水冲泡，加盖焖 10 分钟后即成。

【用法】代茶，频频饮用，可连续冲泡 3 ~ 5 次。

【功效】菊花在古代作为延年益寿补品而饮用，近代药理研究发现，菊花制剂可显著增加实验动物心脏冠状动脉的血流量，改善由刺激大脑中枢引起的缺血性心电图、提高对减压缺氧的耐受性；山楂活血化瘀，消食导滞；决明子清肝泻火，润肠通便。三味药共同煎成饮汁，可供阴虚阳亢型冠心病患者经常饮用。

### 龟地杞菊酒

【用料】龟甲 60g，石决明 30g，生地黄 60g，枸杞子 60g，菊花 30g，米酒 2000ml。

【制法】将上述药物捣碎，用白纱布包扎，置于干净瓶子中，加入米酒浸泡，密封。14 日后开启，去掉药袋，澄清备用。

【用法】早、晚各 20ml（1 小盅）。

【功效】龟甲具有很好的补益作用，能滋阴潜阳、软坚散结。药理研究发现龟甲能改善身体的代谢失调，提高身体的免疫功能，对冠心病患者阴虚火旺、心烦失眠、手足心热、头晕目眩、舌红少苔等症有一定的疗效。菊花、石决明平肝潜阳，明目醒脑，与龟甲有协同作用。生地黄、枸杞子滋阴液，补肝肾，降血脂，降血压。诸药同用制酒，对于冠心病患者阴虚阳亢型有益。不耐酒力者，可改用黄酒配制。

# 冠心病患者宜食的保健粥

我国古代医学文献中有很多有关保健粥治疗冠心病的记载。中医认为药物的作用是治疗预防疾病、保健强身、延年益寿，保健粥就具备了食物、药物的功能。因为保健粥形如食品，性同药品，保健粥食品是药物以食物为载体，通过类似食物的烹调方法加工制作，使药物食物共同发挥一定效用的一种物品。它既不同于一般的食品，也不同于一般药品，它和食物一样具有色、香、味等感官性状，又应具有药物服用安全、无毒、有效的要求。两者结合，相互协同，能达到药借食力，食助药功的目的。

## 冠心病患者食疗保健粥方

### 薤白葱白粥

【用料】薤白10～15g（鲜者30～60g），葱白2茎，白面粉100～150g或粳米50～10g。

【制法】将薤白洗净切碎，与白面粉用冷水和匀后，调入沸水中煮熟即可；或改用粳米一同煮为稀粥。

【用法】每日均分为2～3次温热服，3～5日为一疗程。

【功效】降血脂，促消化，散瘀血，适用于高血压病、高脂血症、冠心病患者。

### 首乌大枣粥

【用料】粳米100g，大枣3～5枚，制首乌30～60g，红糖或冰糖适量。

【制法】将制首乌煎取浓汁，去渣，与粳米、大枣同入砂锅内煮粥，粥将成时放入红糖或冰糖调味，再煮沸即可。

【用法】每日服1～2次，7～10日为一疗程，间隔5日再服。

【功效】降血脂，促消化，散瘀血，适用于高血压病、高脂血症、冠心病患者。

### 山楂粳米粥

【用料】山楂 50g，粳米 100g，白糖适量。

【制法】先将山楂煎取浓汁、去渣，再加入粳米及适量开水熬粥，然后加砂糖调味即可。

【用法】当点心服用，但不宜空腹服用。

【功效】降血压，降血脂，促消化，散瘀血，适用于高血压病、高脂血症、冠心病、食积停滞者。

### 山楂

山楂，又名红果、棠棣，为蔷薇科植物山里红或山楂的干燥成熟果实。山楂味酸、甘，性微温，有开胃消食、化滞消积、活血散瘀、化痰行气之功效，可用于肉食滞积、症瘕积聚、腹胀痞满、瘀阻腹痛、痰饮、泄泻、肠风下血等。山楂能防治心血管疾病，具有扩张血管、增加冠状动脉血流量、改善心脏活力、兴奋中枢神经系统、降低血压和胆固醇、软化血管及利尿和镇静作用。注意胃酸过多、消化性溃疡和龋齿者，以及服用滋补药品期间忌服用。山楂有破血散瘀的作用，孕妇忌用。

### 桃仁粳米粥

【用料】桃仁 9g，粳米 100g。

【制法】先将桃仁捣碎，加水研汁去渣，加粳米熬为稀粥。

【用法】每日 1 次，温服，7 天为一疗程。

【功效】活血通经，散瘀止痛，适用于高血压病及冠心病患者，怀孕妇女及腹泻者不宜服用。

## 大蒜粳米粥

【用料】紫皮蒜 30g，粳米 100g。

【制法】置沸水中煮 1 分钟后捞出蒜瓣，再将粳米煮粥，待粥煮好后，将蒜再放入粥中略煮。

【用法】早、晚食用。

【功效】降血脂，适用于冠心病并发高脂血症、高血压病者食用。

## 红花山药粥

【用料】红花 6g，山药 25g，粳米 100g。

【制法】将干山药用清水浸泡一夜，切成薄片；红花洗净；粳米淘洗干净。将山药、红花、粳米放入铝锅内，加清水 800ml，置武火上烧沸，再用文火煮 35 分钟即成。

【用法】早、晚食用。

【功效】补脾，减肥，适用于冠心病患者食用。

### 红花

红花，又名黄兰、红兰花、草红花、红花菜，为菊科二年生草本植物红花的花冠。红花具有活血通经、祛瘀止痛的功能，主治妇女经闭、难产、死胎、产后恶露、瘀血作痛及治疗跌打损伤等疾病。现代研究表明，红花有扩张冠状动脉、降低血压及降低血清总胆固醇和三酰甘油的作用。

## 豆浆花生粥

【用料】豆浆 500g，花生仁、大米各 50g，白糖或精盐适量。

【制法】将花生仁、大米洗净，入豆浆中，下锅，可酌情加适量清水，煮粥，调入白糖或精盐。

【用法】每日 1 剂，早、晚餐温热食用。

【功效】补虚润燥，降压降脂，适用于冠心病伴有高血压病、高脂血症等患者。

## 红花大枣粥

【用料】红花 6g，大枣 6 枚，红糖 20g，大米 100g。

【制法】把红花洗净，大枣去核，洗净，大米淘洗干净。把大米、红花、大枣、红糖同放电饭煲内，加水 1000g，打开电源，如常法将粥煲熟即成。

【用法】早、晚分食。

【功效】活血化瘀，适用于血瘀型冠心病患者。

## 茯苓五味粥

【用料】茯苓 10g，五味子 6g，大米 100g。

【制法】把大米淘洗干净，茯苓打成细粉，五味子洗净。把大米放入电饭煲内，加入茯苓粉、五味子，加水 1500g。如常法煮熟即成。

【用法】早、晚分食。

【功效】安神健脾，滋养心气，适用于气虚型冠心病患者。

## 黄芪粥

【用料】黄芪 30g，粳米 50g，陈皮末适量。

【制法】先将黄芪水煮，去渣取汁，再将粳米淘洗干净，和药汁煮粥。粥熟后，加陈皮末，稍沸即可。

【用法】早、晚分食。

【功效】补益心气,温补脾阳,适用于心阳不足、中气下陷型冠心病患者。

## 决明子粥

【用料】决明子 30g,粳米 50g,冰糖适量。

【制法】先将决明子煎煮,去渣取汁,再放入淘洗干净的粳米煮粥。待粥熟时,加入冰糖,再煮片刻,待沸即成。

【用法】早、晚分食。

【功效】补益心肾,清肝明目,适用于阴虚阳亢型冠心病患者,兼有高血压病、高脂血症、习惯性便秘者,尤为适宜。

## 黄精粟米粥

【用料】黄精 30g,粟米粒 50g。

【制法】将黄精切碎,与淘净的粟米粒共煮成粥。

【用法】早、晚分食。

【功效】益气养阴,适用于年老体弱及冠心病、高脂血症、慢性肝炎等。

## 桃仁粥

【用料】桃仁 30g,粳米 60g。

【制法】将桃仁去皮弃尖,洗净后打碎,入锅加水适量,煎煮 30 分钟,去渣取汁,与淘洗干净的粳米同入锅中,大火煮沸,改小火煮成稠粥即成。

【用法】早、晚分食。

【功效】活血化瘀,润肠通便,经常食用可辅助治疗气滞血瘀型冠心病,合并肠燥便秘者尤为适宜。

## 玫瑰花粥

【用料】白玫瑰花 5 朵，糯米 100g，车厘子 10 粒，白糖适量。

【制法】先将未开花的玫瑰花采下，轻轻撕下花瓣洗净；车厘子洗净备用。把糯米淘净放入锅内，加水，用大火烧开后转小火熬粥。待粥快好时，加入玫瑰花、车厘子、白糖，稍煮即成。

【用法】早、晚分食。

【功效】理气解郁，活血宣痹。适合气滞血瘀型冠心病患者，肝气郁滞者尤为适宜。

## 陈皮粥

【用料】陈皮（干研末）10g，粳米 60g。

【制法】将粳米淘洗干净，入锅加水适量，大火煮沸后，改小火煮成稠粥。粥将熟时，放入陈皮末，同煮为粥。

【用法】早、晚分食。

【功效】化痰降脂，行气宽胸。适合痰瘀阻络型冠心病、高脂血症患者。

## 燕麦粥

【用料】燕麦片 50g，粳米 100g。

【制法】加水适量，煮成粥。

【用法】可作早餐或晚餐食用。

【功效】养心、健脾、降脂。适合冠心病间歇期或发作期，气滞血瘀型冠心病、高脂血症患者。

## 腐竹白果粥

【用料】腐竹 100g，白果 15g，大米 150g。

【制法】将白果去壳、芯，洗净。腐竹泡发，洗净，切碎。大米去杂，洗净，放入锅内，加入适量水，放入白果、腐竹，一同煮成粥，出锅即成。

【用法】早、晚分食。

【功效】清热润肺，补气止咳。适用于痰浊型冠心病患者。

## 腐竹豌豆粥

【用料】水发腐竹 150g，豌豆 50g，大枣 10 枚，大米 100g。

【制法】将水发腐竹切成 1cm 长的小段，放入碗中备用。将大枣用清水冲洗后，与淘净的豌豆同入砂锅，加水煨煮至豌豆熟烂，加入淘净的大米，拌匀，继续煨煮成稠粥，加腐竹小段，用小火煮沸即成。

【用法】早、晚分食。

【功效】补气和胃，宁神降压，适用于气虚型冠心病患者。

## 瓜蒌薤白粥

【用料】瓜蒌 12g，薤白、半夏各 10g，大米 50g，白糖适量。

【制法】将瓜蒌、薤白、半夏煎取浓汁，去渣，加入洗净的大米共煮粥，待粥将熟时，加入白糖，稍煮即可。

【用法】每日 2 次，早、晚温热服。

【功效】通阳散结，行气化瘀。适用于痰瘀阻络型冠心病患者。

## 桂枝红参粥

【用料】桂枝 3g，红参 3g，当归 6g，炙甘草 3g，大枣 6 枚，大米 60g，红糖 20g。

【制法】把桂枝、当归、炙甘草放入炖锅内，加清水 500ml，用中火煎煮 25 分钟，除去药渣，留汁，待用。红参切片，大枣去核，放入电饭煲内。米淘洗干净，同药汁一同放入电饭煲内，再加水 1200ml，把粥煲熟，加入红糖拌匀即成。

【用法】每日 1 次，当早餐食用。

【功效】祛寒补血，宣痹通阳。适用于血虚寒凝型冠心病患者。

## 首乌大枣粥

【用料】制首乌 60g、大枣 6 枚、大米 100g。

【制法】将制首乌放入砂锅（勿用铁锅）中煎取浓汁，去渣，与大米、大枣煮粥，粥煮好后加冰糖。

【用法】每日 2 次。

【功效】滋养心阴，活血清热，适用于阴虚型冠心病患者。

## 木耳水果粥

【用料】黑木耳 20g，苹果 1 个，香蕉 2 个，大米、小米各 50g，白糖适量。

【制法】将黑木耳泡发，择洗干净，切碎。苹果洗净，去皮和核，切成小方块。香蕉剥去皮，切成小段。大米、小米洗净，放入锅内，加适量水，先置于大火上煮沸，再改用中火熬成粥。将黑木耳、苹果、香蕉、白糖放入熬好的粥中搅拌均匀，煮至沸即可。

【用法】当早餐或晚餐食用。

【功效】活血通脉，适用于各型冠心病患者。

## 大枣粟米粥

【用料】花生仁 50g，大枣 15 枚，粟米 100g，红糖 10g。

【制法】将花生仁洗净，晒干或烘干，入锅，小火翻炒至熟、出香，研成细末，备用。将大枣洗净，放入清水中浸泡片刻，与淘洗干净的粟米同入砂锅，加水适量，大火煮沸后改用小火煨煮至粟米酥烂，粥将成时调入花生细末及红糖，拌和均匀即成。

【用法】早、晚分食。

【功效】补气，养血，降脂，适用于气虚型冠心病患者。

## 花生葛根粥

【用料】葛根粉 30g，花生仁、大米各 50g。

【制法】将葛根粉置入碗内，倒入适量清水，调成糊。将花生仁、大米浸泡过夜，洗净，同入锅中，加水适量，大火烧开后改用小火煮至花生仁、大米熟烂粥稠，调入葛根粉糊，煮开即成。

【用法】随量，温热食用。

【功效】补气宁心，降压降脂，适用于冠心病心绞痛伴有高血压病、糖尿病患者。

## 山药萝卜粥

【用料】淮山药 12g，白萝卜 100g，粳米 50g。

【制法】把白萝卜洗净，切成 3cm 见方的块，大米淘洗干净，放入锅内。淮山药也同放入锅内。在锅内加水 1000ml，置大火烧沸，再用小火煮 45 分钟即成。

【用法】每日 1 次，早餐食用。

【功效】补气生津，祛痰活血，适用于痰瘀阻络型冠心病患者。

## 山药薏仁粥

【用料】淮山药 30g，薏苡仁 30g，白萝卜 100g，大米 100g。

【制法】白萝卜洗净切片，加薏苡仁、淮山药、大米，煮粥食用。

【用法】每日 1 次，早餐食用。

【功效】化痰宣痹通阳，适用于痰浊型冠心病患者。

## 冠心病患者施粥治病宜忌

保健粥疗法简单易学，不受任何条件限制，不需要掌握高深的理论，只要通过实践，即可践行，达到防病治病的目的。保健粥疗法集医学理论、民间医疗经验，具有全科医学的优越性，只要运用得当，可起到明显的预防保健、防病治病作用。保健粥疗法强调对冠心病患者进行整体调理，有单纯药物所不及的疗效。更为重要的是保健粥疗法能将平时治疗寓于美食之中，长期坚持能达到其他疗法而达不到的效果；对于无病之人还可以起到强身健体的作用。但冠心病患者的保健粥疗法要注意以下几点。

### 应辨证施粥

冠心病患者使用保健粥调养首先应辨证施粥，要在中医辨证论治、辨体施食的理论指导下合理应用。因为食物和药物一样是禀受天地阴阳之气而生，两者均具有性、味、升降浮沉、归经，也称为药性和食性。因药性和食性不同，作用也就各异。冠心病患者在施粥前应根据自身的病症、体质结合所处的地理环境、生活习惯及季节的不同，正确的辨证、选药组方或选食配膳，做到"组药有方，方必依法，定法有理，理必有据"。只有这样才能达到预期调养的目的。

### 应因人施粥

冠心病患者使用保健粥要因人施粥，譬如中年时期是人的气血由盛转衰的转折时期，脏腑器官功能逐渐衰退，特别是肾精逐渐亏虚，加之生活、工作压力较大，使阴血暗耗，脏腑功能衰退，出现头昏心慌乏力、记忆力下降、性功能障碍等一系列亚健康表现，甚则出现早衰。这一时期的保健粥应以调理气血为主。年龄过大的冠心病患者脏腑功能已经衰退，常出现头昏心慌、气短乏力、失眠多梦、食欲不振、健忘耳鸣、性功能减退、便秘等气虚血少、肾精亏虚、脾虚津枯、气虚痰凝、气虚痰瘀等一系列虚证及本虚标实证。这些冠心病患者的治疗保健粥用药宜选补精填髓、补益气血、壮腰健肾、益气活血一类的药。需要注意的是保健粥对冠心病调养确实有效，但不能操之过急，应细水长流，长期坚持。另外在选择保健粥时还要注意选择对冠心病有治疗作用的食物，如大枣、虫草、芝麻、莲子、鸡、鸭、鱼、茯苓、山药等。

# 冠心病患者适宜的汤饮、药茶、药酒方

## 冠心病患者宜喝的药汤饮方

药汤疗法是指应用某些食物及药物与水一起熬制成药汤，用于抗病强身的一种饮食疗法。药汤疗法可作为冠心病患者的辅助疗法之一，常服滋补药汤还可以起到保健强身、祛病延年的功效。冠心病患者在使用药汤方需要加糖时，以冰糖为宜，因为冰糖性味平和，适用人群广泛，尤其是适合于中老年人。

### 燕窝参冰糖饮

【用料】燕窝 50g，花旗参 15g，冰糖适量。

【制法】先将燕窝用清水浸泡发开，拣洗干净；花旗参切片连同燕窝、冰糖放入炖盅内，加入适量开水，盖上盖，放入锅内，隔水炖 4 小时左右即可。

【用法】每日服 2 次，不可过量。

【功效】滋补提神，润肺养颜，可用于冠心病患者调养。

## 丹参冰糖饮

【用料】丹参 30g，冰糖适量。

【制法】丹参入砂锅，加水 300ml，煎煮 30 分钟，去渣，兑入冰糖。

【用法】睡前半小时服。

【功效】可用于冠心病患者调养。

## 人参冰糖饮

【用料】人参 100g，冰糖 500g。

【制法】上述用料加入适量水，煮 20 分钟。

【用法】每日分 2 次服用。

【功效】可用于老年体弱、气血两虚的冠心病患者调养。

## 灵芝冰糖饮

【用料】灵芝 150g，冰糖 100g。

【制法】将灵芝、冰糖加水 500ml，煎煮取汁 300ml。

【用法】每次服 10ml，每日服 3 次。

【功效】可用于冠心病患者调养。

## 紫菜萝卜汤

【用料】白萝卜250g，紫菜15g，陈皮2片，盐适量。

【制法】将白萝卜洗净，切丝，紫菜、陈皮剪碎，一并放入锅内，加水适量，煎煮30分钟，酌加食盐调味即成。

【用法】可随意食用。

【功效】化痰浊，降血脂，适用于痰瘀阻络型高脂血症、冠心病患者。

## 冬瓜薏仁汤

【用料】冬瓜仁40～50g，薏苡仁30g，冬瓜适量，盐适量。

【制法】将诸品洗净，冬瓜切块，一并放入锅内，加水适量，共煮熟，加入食盐调味即成。

【用法】食瓜喝汤，每日1～2次。

【功效】清热生津，活血化痰，适用于痰湿或痰热体质之冠心病患者。

## 夏枯草黑豆汤

【用料】夏枯草30g，黑豆50g，冰糖适量。

【制法】将夏枯草除去杂质，快速洗净滤干。黑豆洗净，用水浸泡30分钟。将夏枯草、黑豆倒入锅内，加水三大碗，用小火烧煮1小时；然后捞出夏枯草，加冰糖，继续煮30分钟，至黑豆酥烂，豆汁约剩下一小碗时，离火即成。

【用法】上、下午分食。

【功效】滋阴补肾，平肝清火，适用于阴虚阳亢型冠心病患者，对合并高血压病患者尤为适宜。

### 茯苓肉桂蜜饮

【用料】茯苓 5g，肉桂 5g，大麦蘖 3g，生姜 15g，蜂蜜 30g。

【制法】将生姜洗净拍破，茯苓洗净，肉桂洗净去皮、打碎。将上述各药与大麦蘖一同用纱布袋装好，并扎紧袋口，放入砂锅中，加入清水 3000ml，煎煮 30 分钟后过滤取汁，晾凉后加入蜂蜜，搅匀，盛入瓷罐中备用。

【用法】上、下午分服。

【功效】茯苓补益心脾、宁心安神，肉桂温补心肾。以上为本药膳主要成分，它们与大麦蘖、生姜、蜂蜜制成蜜饮后，对心肾阳虚者有效。

## 冠心病患者宜喝的保健茶

保健茶是指应用某些中药或具有药性的食品，经加工制成茶剂以及饮、汤、浆、汁、水等饮料，用于防治疾病的一种方法。在我国古代医学文献中有许多保健茶治疗冠心病的记载，如《兵部手集方》说："久年心痛，十年五年者，煎湖茶，以头醋和匀，服之良。"可以说保健茶疗法经过几千年的不断发展，目前已逐步总结出许多对冠心病行之有效的茶疗处方，临床使用多有效验。冠心病患者不妨一试。

### 银杏叶茶

【用料】银杏叶 5g。

【制法】将银杏叶洗净，切成细丝，放入杯中，用沸水冲泡，加盖焖 10 分钟即成。

【用法】代茶，频频饮用，可连续冲泡 3～5 次。

【功效】益气活血，滋阴平肝，适用于阴虚阳亢型冠心病、高脂血症患者。

## 桑寄生茶

【用料】桑寄生 15g。

【制法】将桑寄生研粗末，置于保温杯中，以沸水冲泡，加盖焖 15 分钟即成。

【用法】代茶，频频饮服，可连续冲泡 5 ~ 6 次。

【功效】滋阴补肾，潜阳降压，适用于阴虚阳亢型冠心病、高血压病患者。

## 银杏叶降脂茶

【用料】银杏叶 10g。

【制法】置泡茶器具中，用沸水焖泡 20 分钟。

【用法】代茶饮服。

【功效】降脂、活血，适用于冠心病患者。

## 罗布冰糖茶

【用料】罗布麻叶 6g，山楂 15g，五味子 5g，冰糖适量。

【制法】将上四味药用开水冲泡。

【用法】不拘量，代茶饮。

【功效】主治冠心病、高血压病、高脂血症。

## 三根活血茶

【用料】老茶树根 30g，余甘根 30g，茜草根 15g。

【制法】水煎服。

【用法】每周服 6 天，连服 4 周为一疗程。

【功效】化痰利湿，活血祛瘀，行气止痛，适用于冠心病、心绞痛、冠心病合并高血压等患者。

## 首乌山楂茶

【用料】乌龙茶5g，制首乌30g，山楂20g，冬瓜皮20g。

【制法】将制首乌、冬瓜皮、山楂同时入锅煮至山楂烂熟，滤渣取汁，用其汤汁泡乌龙茶即可饮用。

【用法】代茶，频频饮用，可连续冲泡3～5次。

【功效】祛脂减肥，滋补肝肾，活血化瘀，适用于各型冠心病伴有高血压病者。

## 丹参活血茶

【用料】丹参3g，绿茶3g。

【制法】将丹参制成粗末，与茶叶以沸水冲泡10分钟。

【用法】不拘时饮服。

【功效】活血化瘀，止痛除烦，适用于冠心病、心绞痛等患者。

## 蜂蜜茶

【用料】蜂蜜30g。

【制法】将蜂蜜放入杯中，用温开水冲化即成。

【用法】代茶，频频饮用。

【功效】益气养阴，适用于气阴两虚型冠心病患者。

## 参叶茶

【用料】人参叶 6g。

【制法】收采人参时，取叶晒干，生用，研成粗末，放入有盖杯中，用沸水冲泡，加盖焖 10 分钟即成。

【用法】代茶，频频饮用。

【功效】益气养阴，生津宁心，适用于气虚津亏型冠心病患者。

## 田七花茶

【用料】田七花干品 3g。

【制法】将田七花放入杯中，用沸水冲泡，加盖焖 10 分钟即可饮用。

【用法】代茶，频频饮服，可连续冲泡 3 ~ 5 次。

【功效】活血化瘀，清热降压，适用于气滞血瘀型冠心病、高血压病患者。

## 麦冬精茶

【用料】麦冬 500g，绵白糖 400 ~ 500g。

【制法】将麦冬洗净，用冷水泡透，加水煎煮，每 30 分钟取煎汁 1 次，共取汁 3 次，合并煎汁，以小火浓缩收膏至黏稠状，停火保温，拌入干燥的绵白糖，把煎液吸尽，调匀，晒干或烘干，压碎，瓶装备用。

【用法】开水冲泡代茶饮用。

【功效】益气养阴，适用于痰瘀阻络型冠心病、高脂血症、高血压病患者。

### 冠心病患者喝保健茶宜忌

茶能预防冠心病。这是因为茶叶中所含的维生素 C、维生素 E 的量比一般水果高出 5 ~ 25 倍。茶多酚和茶碱等成分能改善微血管壁的渗透性能，有效地增强血管的抵抗能力，起到生物氧化剂的作用，防止血管壁物质的过氧化作用，从而防止血管硬化。现代医学研究也认为茶叶具有抗凝血和促进纤维蛋白溶解的作用。茶叶中的咖啡因和茶碱，可直接兴奋心脏，扩张冠状动脉，增强心肌功能。茶叶也可以降低血液中的中性脂肪和胆固醇，使体内纤维蛋白的溶解作用增大，有效防止血凝，不致造成血栓、血瘀而形成冠状动脉粥样硬化。

### 忌喝浓茶

茶能增强心室收缩，加快心率。浓茶会使上述作用加剧，血压升高，引起心悸、气短及胸闷等异常现象，严重者可造成危险后果。由于浓茶中含大量的鞣酸，会影响人体对蛋白质等营养成分的吸收，也会引起大便干燥，而大便干燥是冠心病患者的主要禁忌之一。所以，冠心病患者饮茶，应掌握以清淡为好、适量为佳、即泡即饮的原则。

### 忌睡前饮茶

茶中含多量咖啡碱、茶碱，对心脏有兴奋作用，能引起心跳加快，甚至期前收缩，使病情加重。尤其晚上空腹喝浓茶，因为咖啡碱的作用，常会使冠心病患者精神兴奋，有人会因此一夜失眠到天亮，对冠心病患者而言，尤为值得注意。因此，睡前最好不要喝茶，以免影响睡眠。

### 心肌梗死者忌饮冷茶、浓茶

心肌梗死患者中许多人有喝茶的习惯，但营养学家指出心肌梗死患者不但要禁饮浓茶，而且要禁饮冷茶。这是因为冷茶在咽部可刺激迷走神经，引起迷走神经兴奋，导致心跳减慢，诱发心律失常从而加重本病。而不宜饮用浓茶是由于茶叶中含有少量茶碱，喝茶过浓，茶碱含量过高，会引起兴奋、失眠、心悸，加重疾病。因此主张心肌梗死患者最好不喝茶或仅喝清淡的绿茶。

### 冠心病患者宜喝的保健药酒

保健酒是古老而常用的制剂，它能通血脉，厚肠胃，散湿气，消忧解怒。这是因为酒可以浸出许多水不能浸出的有效成分，是极好的有机溶媒，多数药物的有效成分都可溶在其中。而以下保健酒有时比同样的中药煎剂、丸剂作用更佳，在防治冠心病方面更有着好的疗效。

## 活血祛瘀安神酒

【用料】丹参、赤芍、川芎、红花、降香、何首乌、黄精各30g，白酒2500ml。

【制法】将各种药放入酒坛，倒入白酒加盖密封，每日摇晃2～3次，浸泡半个月即成。

【用法】每日1～2次，一次10～15ml。

【功效】活血祛瘀，养血安神，适用于冠状动脉及心脏病患者，有胸闷、心绞痛反复发作者服用。

## 灵芝三七酒

【用料】灵芝150g，三七、丹参各25g，白酒2500ml。

【制法】把药洗净切片，放入酒坛中加盖密封，每日摇晃2～3次，浸泡半个月即成。

【用法】每日2次，一次服15～30ml。

【功效】治虚弱，活血化瘀，适用于神经衰弱、失眠、头昏、冠心病、心绞痛患者。

## 枸杞生地酒

【用料】枸杞子 60g，黑芝麻（炒）30g，生地黄汁 50ml，白酒 1000ml。

【制法】将枸杞子捣碎，与黑芝麻同置容器中，加入白酒，密封，浸泡 20 天，再加入地黄汁，搅匀，密封，浸泡 30 天后，过滤去渣即成。

【用法】口服。每次空腹服 20 ~ 30ml，每日服 2 次。

【功效】滋阴养肝，乌须健身，凉血清热，适用于阴虚血热、头晕目眩、须发早白、口舌干燥等症。

## 刺五加酒

【用料】刺五加 200g，低度白酒 1000ml。

【制法】将刺五加洗净，晒干，研成粗末，浸泡于低度白酒中，密封浸泡半个月，即可饮用。

【用法】每日 2 次，一次 10 ~ 20ml。

【功效】补气活血，养心温阳，适用于心阳不足及心气虚弱型冠心病患者。

## 干姜酒

【用料】干姜末 15g，白酒 600ml。

【制法】上温酒热，即下姜末入酒中而成。

【用法】每日 3 次，一次 10ml。

【功效】温补心阳，温中散寒，适用于心阳不足型冠心病患者，兼有脾胃虚寒患者尤为适宜。

## 将军酒

【用料】生大黄 1000g，白酒 500ml。

【制法】将生大黄（俗称"将军"）研成粗粉，以白纱布袋盛之，置净器内，加白酒浸泡，密封。14 天后开启，去掉药袋，过滤后装瓶备用。

【用法】每日 1 ~ 2 次，一次 20ml。

【功效】活血化瘀，泻热通便，适用于气滞血瘀型冠心病患者，兼有大便秘结者尤为适宜。特别注意：脾胃虚寒之大便溏泄者不宜食用。

## 牛膝酒

【用料】川牛膝 100g，甜酒 1500ml。

【制法】将川牛膝洗净，切片，放入酒中，密封容器，浸泡半个月即成。

【用法】每日 2 次，一次 20ml。

【功效】活血化瘀，通经止痛，适用于气滞血瘀型冠心病患者，伴有肾阴虚者尤为适宜。

### 冠心病患者喝保健酒宜忌

冠心病患者一般应根据自身病情的需要、体质的强弱、年龄的差异、酒量的大小等实际情况，确定保健酒用量，一般每次喝 15 ~ 30ml 为宜，酒量小的患者可将保健酒按 1：1 ~ 1：10 的比例与加糖的凉开水混合，再按量服用。有些患者，如患慢性肝肾疾病、高血压病、气管炎、肺源性心脏病、胃病、十二指肠溃疡及皮肤病的患者，要忌用或慎用。冠心病患者要在医师指导下使用。另外需要说明的是保健酒在医疗上不同于一般的酒，有规定的疗程，一般病除后，不应再服用。保健酒中虽也含有乙醇，但服用量少，对人体不会产生有害影响。有一点应注意，选用保健酒要对症，不能拿保健酒当一般酒饮，有人以为补酒无碍，多喝一点没关系，这种认识是错误的。喝保健酒过量不但能醉人，而且会引起不良反应，所以不可以滥饮。

# 冠心病患者的生活护理

## 冠心病患者的日常护理

### 环境舒适

给冠心病患者一个舒适的休养环境，使之在思想上有一种安全感，树立战胜疾病的信心。尽可能保持室内空气新鲜，阳光充足，使冠心病患者心情愉快、精神爽朗、食欲增加。通风前做好保暖工作，防止冠心病患者受凉感冒。风不宜直接吹在冠心病患者身上。

### 起居有时

《素问·四气调神大论》说："故阴阳四时者，万物之终始也，死生之本也，逆之则灾害生，从之则苛疾不起，是谓得道。"中医认为自然界中的运行变化，必然直接或间接地影响人体的生理功能和病理变化。一年四季，气候有春温、夏热、秋凉、冬寒的变迁，人体则表现为春夏阳气渐长，秋冬阴气渐旺，故四季起居应与之相应。春夏之季，病情轻的患者应早些起床，在室外散步活动，使阳气充沛；秋冬之季，起床时间应"必待日光"，利于阳气收藏。在衣服、被褥等方面，也应适时加减，注意"春夏养阳，秋冬养阴"。一日十二时辰，自然有白昼、黑夜的阴阳交替，人亦有阴阳消长的不断变化，故应对冠心病患者采取相应的护理措施。

## 劳逸适度

劳逸适度，是指在病情允许的情况下，凡能下地活动的患者要保持适度的休息与活动。休息可以养精蓄神、恢复元气。适度的活动能使气血流畅、筋骨坚实，有助于身体的康复，而过度的劳动或锻炼易耗气伤精，轻者使病程延长，重者会使病情恶化。另外，过度安逸也不好，休息过度会使气血迟滞、脏腑不运。故不宜片面强调休息或活动，劳逸调理应适合病情。冠心病患者要根据具体病情决定活动量，无心力衰竭或心力衰竭已控制的患者，可适当进行饭后散步、打太极拳或做体操等活动。体育锻炼贵在坚持、重在适度，一般以每日 30 分钟左右为宜。锻炼项目因人而异，练气功、打太极拳均可，但运动量要适度。冠心病患者不宜做剧烈运动，以冬季感到全身温暖，夏季微出汗，且不觉得心慌为度。运动时注意避免过度劳累，注意劳逸结合。

## 坚持治疗

在医师的指导下服用药物，定期复诊，硝酸甘油或速效救心丸、复方丹参滴丸应随身携带，以备急用。

### 正确煎药

汤药是冠心病治疗中最常使用的一种剂型，注意煎药的方法是提高治疗效果不可缺少的环节。首先，要逐一核对有无错配药物情况，对药性峻烈或有毒药物更应核对；其次，煎药前先将药物用清水浸泡，水量应根据煎煮的时间而定；最后，煎药器以瓦罐、砂锅为佳。

芳香药物，如薄荷、藿香、钩藤等宜后下，煎沸即可。

石膏、龙骨、牡蛎、磁石、赭石、珍珠母、石决明等金石介壳之品，宜先煎半小时左右。

旋覆花、枇杷叶、车前子等宜用白纱布袋包煎。

饴糖、蜂蜜宜在煎好后去渣兑入。

阿胶、鹿角胶、龟甲胶应在汤药煎好后，置于去渣的药液中微煮，或乘热搅拌，使之溶解后服用。

附子、乌头等有毒之品，应另包先煎。特别是川乌、草乌在剂量较大时，常需煎3小时以上，以无麻味为度。

### 服药方法

冠心病患者要注意服药方法。服汤药时药物宜浓煎，少量多次分服；服用中成药或西药时，应严格按照时间、剂量服用。危重患者服药前必须先测脉搏，若脉搏减慢，须再听心率，如心率减慢至60次／分以下或有心律失常时，应暂停服药，须及时咨询医生的建议。通常来说，汤剂一般每日1剂，分2～3次服用，危重患者则是随煎随服。一般药物多采用温服，泻下、利水及补益药应空腹或饭前服用；安神药应睡前服；发汗、峻下之剂，如服一次即得汗或大便已下，应及时停药；若需要继续汗下者，可遵医嘱，注意观察病情。危重患者服药后，对其神志改变、口唇面色变化、四肢寒温转变，以及气息、汗出、二便的情况均应详细记录。

# 冠心病患者的饮食调理

## 饮食有节

在饮食方面，要坚持"三少一多"的原则。三少：一为少吃糖，因多吃糖可造成代谢紊乱，从而引起肥胖和糖尿病，这是发生心血管疾病的危险因素；二为少吃盐，食盐过多会造成水钠潴留，进而发生高血压而增加心脏负担；三要以清淡素食为主，适食瘦肉、鱼类食品，忌食动物脂肪、动物内脏，以防动脉硬化而不利于冠心病的治疗。一多：多吃富含维生素的食物，如粗粮、芹菜、红萝卜、苹果、莴苣（生菜）等。

## 选对食物

中医营养学理论别具特色，它着重于食物的性味，注意调整脏腑阴阳和十二经气的平衡。将食物分为平性、凉性、温性三大类，如谷物为平性食物，阴阳性质大致平衡，因而是人类的主食；豆类、蔬菜、水果等属凉性食物；海产品（鱼、藻类）、动物类食品（肉、酪、蛋、乳等）多属温性食物。

冠心病患者多为胸阳不振、脾虚积聚及血脉瘀阻。所以，在饮食中，除食用一般米谷麦类外，应适当食用辛温宣散、苦温行气之品，如葱、芫荽、萝卜等，以使胸阳得振。另外，应忌食寒凉之物，如绿豆、芹菜等各种冷食，以防痰湿不化而加重血脉瘀阻。

## 清淡饮食

饮食清淡是与过食膏粱厚味相对而言。《素问·藏气法时论》："五谷为养，五果为助，五畜为益，五菜为充。气味合而服之，以补精益气。"若过食肥甘、膏粱厚味，必生湿伤脾，导致食物中厚浊部分化生为痰浊，壅遏脉中，影响气血运行而发生心病。蔬菜、豆类等素食，不仅能提供身体所必需的糖类、蛋白质、脂肪和矿物质等营养素，同时含有丰富的维生素C，能预防和治疗动脉硬化，减少心血管病的发生。另外，素食中含有丰富的膳食纤维，具有良好的通便作用，减少因便秘而排便用力引起的胸痹、心力衰竭发作或加重。

## 饮食宜忌

饮食应多样化，同时应注意饮食的宜忌。食物有寒、热、温、凉之性，辛、甘、酸、苦、咸之味，疾病有寒热、虚实、表里、阴阳之别，故一定要根据疾病证候类型，来选择不同属性的食物，以达到配合药物治疗的目的。虚寒者可食葱、姜；湿热者可食绿豆、萝卜、西瓜等；湿热病者忌辛辣醇酒、炙烤等燥热动火食物。阳亢者宜食大枣、蜂蜜、羊肉、狗肉等温性食物；阴虚者宜食百合、梨、海参等养阴食物。

服药期间，应注意食物与药物有协同和相克的区别。如相宜者，赤小豆配鲤鱼，可加强利水作用；黄芪配薏仁，可加强渗湿利水作用等。性能相克者，如水鱼忌苋菜，薄荷忌鳖肉，甘草忌鲢鱼，天冬忌鲤鱼，土茯苓、使君子、铁落忌茶，白术忌桃、李子、大蒜，蜂蜜忌葱，黄连、桔梗、乌梅忌猪肉，人参忌萝卜等。

# 冠心病患者的心理调适

## 避免情志刺激

在七情之中，适度的喜对人体的健康十分有利，但五志过极则是引发或加重心病的重要因素。因此，在日常生活中，要保证患者的情绪稳定乐观，防止精神刺激。对急性病需要卧床休息的，以静养为主，减少各种不良刺激所造成的恐惧和痛苦；对慢性病患者，应根据病情，采取动静结合的方法，培养乐观情绪，恢复病前的生活习惯。

《素问·上古天真论》云："恬淡虚无，真气从之，精神内守，病安从来。"这是依照"五志过极，以其胜治之"的原理，以一种情志抑制另一种情志，达到消化甚至消除不良情志的中医独特调理方法。如善怒者，以苦楚之言感之，使其气消而不作怒；善悲者，以喜悦之事开导之，使其重新振作精神等。结合患者具体情况，若能运用好这些方法，将有效提高医疗护理的质量。

# 冠心病患者水浴保健

水浴疗法的治疗作用有三：温度刺激作用，化学刺激作用，机械刺激作用。各种水疗法功用不同与三种作用所占比重有关。如一般淡水浴治疗作用主要为温度刺激；而药水浴则以化学刺激为主，温度其次；淋浴则主要为机械性刺激，温度刺激为次。水浴疗法根据所采用的温度、水中所含物质成分及治疗方式的不同，可产生镇静、催眠、兴奋、发汗、退热、利尿、抗炎、止痛、促进吸收、促进机体新陈代谢等作用。科学的水浴方法对冠心病患者有良好的保健作用。

## 足浴宜用热水

冠心病患者脚部受凉会引起鼻咽部血管收缩，鼻腔内纤毛活动减缓而导致防病能力下降。冠心病患者用热水洗脚，尤其在睡前用70℃热水泡脚，可舒筋活络，活血化瘀，促进全身气血运行和新陈代谢。若在泡脚的同时，再对足心穴位进行自我按摩，还有消除疲劳、有助睡眠、祛病强身之功效。还可通过对足部经络穴位的热敷，解除全身疲劳促进快速入睡。热水足浴对冠心病患者的便秘也有一定的辅助治疗作用。冠心病患者脚浴与通常的洗脚相似，但不完全相同。脚浴开始时水不宜过多，浸过脚趾即可，水温在 40 ～ 50℃。浸泡一会儿后，再逐渐加水至踝关节以上，水温保持在 60℃左右。同时两脚不停地活动或相互搓动，以促进水的流动。每次持续 20 ～ 30 分钟，以身上感到微热为上。

## 忌洗桑拿

冠心病患者忌洗桑拿。首先，一般的桑拿室通风不好，室内二氧化碳浓度比一般居室还要高 2 ～ 5 倍，过高的二氧化碳浓度对冠心病患者显然不利。其次，桑拿室内温度过高，人大量出汗，引起脱水，可使血液浓缩，易引起血栓形成；加之皮肤血管扩张，心跳加快，体力消耗过大，心肌耗氧量增加而供血却减少，很易诱发心肌缺血甚至心肌梗死。需要说明的是即使天气变冷，冠心病患者也不宜蒸桑拿。

## 忌洗冷水浴

冷水浴又称冷水澡，包括冷水淋浴、冷水擦身、冷水浸浴及冬泳等多种形式。冷水浴可以增强体质，提高抗寒能力，对推迟衰老、防治疾病十分有利，目前不仅许多中、青年人喜欢冷水浴，而且也吸引了许多老年人。然而对于冠心病患者来说，不适当地进行冷水浴常可导致严重的不良后果。我们曾见过一些老年冠心病患者，第一次用冷水擦身就诱发了严重的心绞痛。还有的因天气炎热，出了大汗后，立即行冷水浴而诱发了急性心肌梗死。这是什么原因呢？热胀冷缩是多数人知道的通俗道理。人的冠状动脉也是如此，如遇到突然寒冷的刺激，常可引起血管收缩和痉挛，导致心肌缺血缺氧而发生心绞痛和心肌梗死。因此，对于年高体弱，尤其患有高血压病、冠心病、脑动脉硬化的老年人不宜洗冷水浴。

冠心病患者应采用温水沐浴，温水沐浴不仅可洁身除垢，而且可疏通气血，促进机体新陈代谢，防病祛疾。一般沐浴 30 分钟左右为宜，水温取

39 ～ 50℃。实践也证实温水沐浴对中老年人确实是很好的保健方法，有许多患有慢性疾病的中老年人就是由于经常用温水沐浴法，摆脱了疾病的困扰。